Las respuestas de mi pediatra

DRA. MAR LÓPEZ SUREDA

Las respuestas de mi pediatra

TU GUÍA FÁCIL Y PRÁCTICA DE SALUD INFANTIL EN CASA

Grijalbo

Papel certificado por el Forest Stewardship Council®

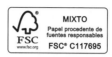

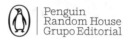

Primera edición: febrero de 2023
Primera reimpresión: febrero de 2023

© 2022, Mar López Sureda
© 2022, Penguin Random House Grupo Editorial, S.A.U.
Travessera de Gràcia, 47-49. 08021 Barcelona

Imágenes de interior: Ramon Lanza e iStock

Printed in Spain – Impreso en España

Diseño de la cubierta: Penguin Random House Grupo Editorial / David Ayuso

ISBN: 978-84-18055-56-0
Depósito legal: B-21.547-2022

Compuesto en Fotocomposición gama, sl
Impreso en Gráficas 94, S.L.
Sant Quirze del Vallès (Barcelona)

DO 55560

A todas las familias que me acompañáis con cariño.
Hay mucho de vosotras en este libro: ideas, dudas, descubrimientos...
Espero que os acompañe y os dé luz en el camino

A mi hija,
por todo lo que me ha enseñado,
por lo maravilloso y también lo difícil de la maternidad.
Sin ella, yo no sería hoy quien soy y este libro no existiría

A mi marido,
que siempre me anima a continuar y confía en mí.
Por su amor cuando todo es fácil y también cuando no lo es

A mis padres,
por estar siempre a mi lado,
por enseñarme que lo importante es saber quién eres y qué te hace feliz

A mis amigas,
porque son mi grupo de madres, por sus ánimos,
por las risas y también los llantos compartidos

A mi editora,
por toda su paciencia (mucha),
por su empatía como madre,
por haber pensado en mí

Índice

Introducción

¡Hola!

Soy Mar.

Soy mamá y pediatra.

Si tienes este libro en tus manos, puede que sea porque necesites respuestas, ayuda o acompañamiento en el camino de la ma/paternidad. Pero, antes de contarte qué tipo de libro es este y qué encontrarás en él, creo que es importante que me conozcas.

Como decía, soy pediatra, pero ¿qué tipo de pediatra soy? Las familias me dicen que cercana y sensible, y así es como me siento a gusto como pediatra, no podría hacerlo de otra forma. Creo que es muy importante que mi trabajo sea vocacional y que, si lo es, el resto viene solo.

A los 5 años ya lo tenía claro: quería curar a niños. Una parte de mí pensaba que sería muy divertido trabajar rodeada de niños, y no me equivocaba. Cada día es distinto, cada consulta, también. Además, el mío es uno de los pocos trabajos en los que puedes cantar o leer cuentos durante el horario laboral... ¡Genial!

Fui creciendo y seguí con la idea de ser pediatra, algo que sorprendió a mis padres. Para mí fue fácil escoger carrera a los 18 años: quería estudiar Medicina. Y volvió a ser fácil elegir en el MIR: quería ser pediatra. Cuando volé a Madrid para elegir mi plaza y ser médico interno residente de pediatría en Mallorca, ¡no me lo podía creer! Después de tantos años, ¡mi sueño se iba a hacer realidad!

Después de cuatro años en el hospital haciendo la residencia, me dieron el título y también lo tuve clarísimo: solicité atención primaria; siempre había querido ser «la pediatra de la familia», la que acompaña a los padres y ve crecer al niño hasta que cumple los 14... ¡La de veces que me lo había imaginado!

Durante los años que trabajé en atención primaria, fueron muchas las ocasiones que pensé en abrir una cuenta en redes sociales para que, desde casa, mis pacientes pudieran consultarme y resolver algunas dudas de manera rápida y fácil: repasar cómo hacer un lavado nasal, cómo administrar el salbutamol en cámara o cuándo es necesario consultar al médico en caso de que el bebé tenga fiebre...

Cuando mi hija tenía 4 meses y empezó a dormir algo más (siempre encima de mí, por supuesto), creí que era el momento de ir subiendo, poco a poco, algunos contenidos en un perfil de Instagram. Dos semanas después del primer post, ¡llegó la pandemia y nos confinaron! Y, de repente, empecé a recibir muchísimos mensajes con preguntas y dudas sobre si había que consultar al pediatra o no, acudir a urgencias... Sentí que era mi forma de aportar o de ayudar a las familias, móvil en mano, y así la cuenta fue creciendo más de lo esperado.

Aunque siempre he procurado ser una profesional empática, tras ser mamá las gafas con las que veía mi profesión cambiaron y se dulcificaron más. Me di cuenta de que no era lo mismo vivirlo como pediatra que como madre.

Mi hija tenía solo 4 días cuando aprendí la primera lección. Estaba esperando el resultado de una analítica (le midieron la bilirrubina porque se había puesto amarilla; tenía ictericia) y, en esos momentos, únicamente podía pensar: ¿qué voy a hacer si ingresa? ¿Cómo le daré el pecho? ¿Cómo voy a estar con ella el día entero? ¿Cómo voy a sobrevivir durmiendo en un sofá con lo que me cuesta a mí quedarme dormida en mi propia cama?... Al final, no ingresó por un punto, ¡un punto! Cuando sentí ese alivio, pensé: «La de veces que he ingresado yo a bebés con ictericia y así de mal se debían sentir sus mamás y papás cuando se lo comunicaba». ¡Qué importante es cómo decirlo! ¡Qué importante es explicar no solo qué le pasa al bebé, sino que mamá o papá podrán acompañarlo en todo momento! ¡Cuántas emociones y qué delicados son estos momentos!...

Cuando mi hija cumplió 1 año de vida, aprendí otra lección. Si a tu hija le sabe mal un jarabe, ese jarabe te va a hacer la vida muy difícil. Más vale encontrar una alternativa que te facilite las cosas... De esta manera, me di cuenta de que no solamente importa la receta del medicamento, sino también cómo es el niño, qué sabores le gustan y cuáles no, si prefiere jeringa, cuchara o vaso a la hora de tomarlo... Desde entonces nunca he recetado nada sin preguntar antes muchas más cosas, porque, para una familia, tomar algo cada 8 horas puede ser un suplicio y les resulta más sencillo hacerlo cada 12 horas pero en mayor cantidad, mientras que, para otra, poquita cantidad, pero más veces al día se ajusta más.

Otra de mis pasiones desde muy pequeña ha sido la lectura. A los 10 años leí mi primer libro «de mayores» —*Tarzán de los monos*— y no he podido parar de devorarlos desde entonces. Recuerdo a mis padres llamándome para cenar ya enfadados después de varios intentos... y yo seguir leyendo en el sofá o en mi habitación sin apenas enterarme.

Así que, cuando contactó conmigo Irene, mi editora, con la idea de que escribiera un libro para las familias, ¡sentí que se cumplía otro de mis sueños! Siempre había querido escribir un libro, era algo que también de pequeña les decía a mis amigas: «Yo sé que algún día escribiré un libro». (Realmente, cuando lo decía, pensaba que sería una novela, ¡pero la vida me ha llevado por otro camino!)

¿Y qué libro he escrito?

Pues es una guía fácil de consulta rápida para familias. Un libro donde está todo lo que puedas necesitar saber sobre la salud de tu hijo durante los 3 primeros años de vida (o un poquito más), para que consigas disfrutar más y dudar menos, para quitarte carga, para poder consultar esos «¿Es normal que no camine?», «¿... que no se le vaya la manchita de nacimiento?», «¿... que ya tenga rabietas?» o «¿... que aún lleve pañal?», «¿... que tenga fiebre?», «¿... que no se le vaya esa tos?»...

Estructurado por edades —en general, de 6 meses en 6 meses—, este libro está pensado para que puedas leer solo un trocito, el que te interese en un momento determinado para una consulta muy concreta, o puedas leerlo de corrido, como tú prefieras. En cada uno de los capítulos encontrarás un apartado donde hablo de cómo es el bebé, su comportamiento, crecimiento y desarrollo psicomotor; otro de alimentación; otro de sueño; uno sobre la revisión del pediatra, y finalmente, otro sobre los motivos más frecuentes de consulta o cuándo consultar.

También he intentado desmontar algunos mitos que se oyen a menudo y que, en ocasiones, nos complican un poco la vida o nos hacen sentir culpables. E incluyo también algo de prevención (protección solar, pantallas...) y te doy algunas ideas prácticas para el día a día (sobre regalos, cuentos...).

Deseo que este libro te acompañe, te aporte tranquilidad y, en definitiva, te ayude en este camino de dudas, inseguridades y toma constante de decisiones que es la maternidad/paternidad, para que así puedas disfrutar más de estos primeros años duros, pero también maravillosos, que —de esto podemos estar totalmente seguros— son intensos pero no volverán.

> *«De cómo pensaba yo que sería y de cómo fue en realidad...».*

La lactancia materna era algo que no solo quería vivir, sino que tenía mucha ilusión de sentir. Después de ayudar a mamás a dar el pecho, para mí era muy emocionante vivirlo.

La realidad fue muy dura.

El agarre era adecuado, pero la peque no succionaba (fue un parto largo) y dormía y dormía, y la leche no subía... hasta que al tercer día de vida nos recomendaron lactancia mixta.

Yo, en pleno posparto y confundida, lloraba y me sentía herida. Pero tuve un momento de lucidez en el que pensé: «Yo tengo leche, pero ella no la saca», así que lo tuve claro: mi bebé estuvo 2 días alimentándose con leche materna extraída de mi pecho y con dedojeringa. Al segundo día despertó, se enganchó y poco a poco empezó a alimentarse ella sola succionando el pecho. No fue fácil, pero se pudo, y ahora con 3 años sigue tomando pecho. Así que un inicio difícil no marca cómo será tu lactancia.

El recién nacido

CABEZA

- El bebé tiene espacios entre los huesos de la cabeza que se llaman suturas; permiten que esta crezca. En la parte superior de la cabeza, se juntan varias suturas y queda «un hueco», llamado fontanela: un punto blando de unos 2,5 cm que suele estar algo más hundido y que late. No debes presionarlo.
- Los primeros días puede tener forma ovalada o algún «escalón» o «cresta»; es por la presión durante el parto.
- Puede que notes una zona abultada o más blanda, como un golpe. También se debe al parto. Desaparece solo y no va en aumento. Si no es así, hay que consultar al médico.

CARA

- Después del parto, suele estar hinchada o arrugada. Poco a poco, verás realmente la cara de tu bebé.

NARIZ

- Los estornudos frecuentes son normales los primeros días.
- También los ronquidos, sobre todo por las noches, durante algunas semanas. Se trata de una rinitis que no necesita tratamiento siempre que el bebé coma, respire y duerma bien.

BOCA

- En el paladar o encías puede haber unas perlas blancas o amarillentas de 2-3 mm aproximadamente. Se llaman perlas de Epstein o nódulos de Bohn. Lo tienen el 85 % de los bebés y desaparecen tras 1-2 semanas.
- Si estimulamos alrededor de la boca —dando toquecitos suaves con el dedo o el pezón—, se activa el reflejo de búsqueda: el bebé va girando la cabeza para encontrar con la boca el estímulo.

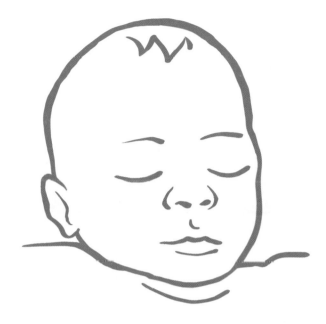

OJOS

- El bebé puede ver desde que nace, pero a una distancia de 20-30 cm; tu cara la distingue bien.
- El blanco de los ojos puede estar algo amarillento (ver pág. 60, «Icteri-cia»). Quizá también veas restos de sangre; tan solo es una pequeña hemorragia por la presión del parto.
- El bizqueo ocurre con frecuencia hasta los 4-6 meses. No debe ser fijo —los ojos tienen que volver a colocarse «rectos» (en su eje)— ni durar muchos segundos.
- El iris puede tener un color grisáceo o azulado. Entre los 9 y los 12 meses se configura el que será el color de sus ojos.
- Si llora es porque ¡nos necesita!

LABIOS

- Algunos bebés nacen con ampollas (blanditas) o callos de succión (zo-nas más duras y engrosadas) en el labio, causados por la succión in-tensa del pequeño en la barriga. A veces, también se aprecian en an-tebrazos, muñecas, manos, pulgares... Desaparecen solos.

POSTURA

• Normalmente, los brazos y las piernas están flexionados.

MANOS

• El bebé, cuando nota algo en sus palmas o plantas, cierra y agarra fuerte con los dedos de manos y pies (prensión).

BRAZOS

• Si el bebé se asusta, extiende rápidamente los brazos a los lados y luego los recoge como si quisiera abrazar. Se trata del reflejo de Moro.

PIEL

• Los primeros días puede descamarse su piel en manos, pies y tobillos, pero también por todo el cuerpo. Es normal y se resuelve solo.

• El bebé nace cubierto de vérnix caseosa, una sustancia blanca sebácea que protege su piel. Hay que dejar que se vaya sola, por lo que es mejor esperar unos días para el primer baño.

• Si el tono de la piel es algo amarillo, ver pág. 60 «Ictericia».

• Los quistes de millium son unas perlas blancas de 1-2 mm que aparecen en la nariz, barbilla... y desaparecen aproximadamente al cabo de 1 mes.

• En las primeras horas de vida, puede aparecer una mancha salmón —picotazo de la cigüeña o beso del ángel— en párpados, entrecejo, sobre el labio, nuca... Desaparece casi siempre hacia los 2 años.

• En las primeras 24-48 h, puede aparecer el exantema toxoalérgico: es un sarpullido. Vemos algunos granitos rojos en zonas de la cara, cuello, espalda y a veces brazos o piernas, pero no en palmas o plantas. Es benigno y se va solo a los 7-10 días.

• La melanosis pustulosa son granitos que se rompen y dejan la piel descamada y alguna mancha oscura. Pueden aparecer en cualquier lugar y tardar meses en irse.

• El acné neonatal casi siempre sale en la cara. Lo tienen un 20 % de los bebés, aparece en torno a los 15 días y se va en 2-3 meses.

• Algunos bebés nacen con la llamada mancha mongólica o azul, que puede estar únicamente en el sacro o llegar hasta los hombros, brazos...

MAMAS

- El bebé puede tenerlas algo hinchadas las primeras semanas, incluso segregar algo de líquido parecido al calostro o la leche. Suele desaparecer al cabo de 6-8 días.

PECHO

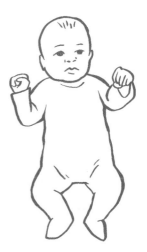

- A veces, puedes notar que tu bebé respira más rápido, después deja de respirar unos segundos y vuelve a respirar otra vez. Es normal y se llama respiración periódica.
- Es común que tenga hipo con frecuencia.

OMBLIGO

- El cordón umbilical cada vez será de un color más oscuro hasta que se seque y caiga.

HOMBROS

- Cara, hombros y espalda pueden tener un vello fino llamado lanugo que desaparece a partir de la segunda semana.

BARRIGA

- Casi todos los bebés pierden peso (hasta un 10 %) los primeros días. El día 15 suelen haberlo recuperado.

GENITALES

- La mayoría de los niños nacen con fimosis. Es normal y no hay que bajar la piel del prepucio.
- Las niñas suelen nacer con los labios mayores hinchados y pueden presentar vérnix caseosa incluso después de haberlas bañado varias veces.
- Puede que se observe una secreción por la vagina; a veces incluso hay un pequeño sangrado.
- Las primeras cacas suelen ser muy oscuras (meconio); poco a poco, se vuelven verdosas y luego amarillentas.

CUIDADOS DEL RECIÉN NACIDO I

OMBLIGO

• Para limpiar el ombligo:

1. Límpialo desde el primer día.
2. Lávate las manos.
3. Limpia la zona con agua tibia y jabón neutro (el cordón se puede mojar, pero después debe quedar seco).
4. Sécalo bien.
5. Cambia el pañal con frecuencia (evita que se moje).

• Se han barajado otras medidas, como cubrirlo con una gasa limpia, doblar el pañal para que quede más expuesto al aire o evitar sumergirlo en agua, pero no hay estudios de calidad que lo hayan analizado ni resultados concluyentes.
• En la mayoría de los países desarrollados no se recomienda la cura con soluciones antisépticas. (Excepción: recién nacidos en un contexto de bajos recursos médicos y en un ambiente en condiciones de baja higiene).
• Lo más frecuente es que el cordón se desprenda entre el día 5 y el 15 de vida.
• Al caer es normal que puedas ver algún hilito escaso de sangre. Límpialo bien con agua y jabón y espera a que cure. Si tienes dudas o el sangrado es mayor, consulta.
• También puede que veas un granuloma (un granito rosado pequeño). Normalmente desaparece en unos días, pero es recomendable consultar si ves algún granito en esta zona.

> ¡ATENCIÓN! Si se pone muy rojo alrededor del ombligo, está hinchado o caliente o hay una secreción amarillenta y huele mal: consulta, podría haberse infectado.

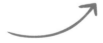

BAÑITO

- Para bañar al bebé:

1. Prepara todo lo que vas a necesitar, ya que nunca debemos dejar solo al bebé en la bañera (2 cm de agua son suficientes para que se ahogue).
2. Calienta la habitación a 22-24 °C.
3. Llena la bañera con 15-20 cm de agua.
4. La temperatura del agua debe ser de 36-38 °C (compruébala siempre; yo te recomiendo hacerlo con el codo y además con un termómetro).
5. Emplea jabón suave de pH neutro (para bebés) o también jabones Syndet.*
6. Mejor usa la mano y no esponjas.
7. Debe ser breve (pocos minutos).
8. Sécale suavemente, a golpecitos.

- A algunos bebés les relaja mucho el baño, pero a otros les activa. Si le relaja, muchas familias incorporan el bañito a la rutina nocturna (baño – toma – a dormir).
- ¿Le baño cada día? No hay un consenso. Algunas familias lo hacen diariamente (les ayuda a dormir), otras cada 2 días o incluso más.

 Lo importante es mantener una higiene adecuada.

---

* Syndet es el acrónimo de Synthetic Detergent en inglés y hace referencia a los jabones cosméticos elaborados con detergentes sintéticos tensoactivos.

CUIDADOS DEL RECIÉN NACIDO II

CAMBIO DE PAÑAL

- Es recomendable cambiar el pañal con frecuencia e incluso, si es posible, dejar al bebé sin pañal el máximo tiempo varias veces al día.
- Para cambiar el pañal:

1. Lávate las manos antes y después.
2. Puedes usar gasas suaves y agua templada, y añadir algo de jabón suave o aceite de oliva si no consigues retirar algunos restos de heces.
3. Si no estás en casa o no te resulta práctico, utiliza toallitas que lleven pocos ingredientes.
4. En las niñas es recomendable limpiar desde la zona de la vulva hacia el ano (de delante hacia atrás) para evitar que las cacas estén en contacto con sus genitales.
5. Antes de poner el pañal es mejor esperar a que se seque bien toda la zona y sus pliegues.
6. Nunca dejes al bebé en el cambiador sin supervisión. De repente, un día, aunque no lo haya hecho antes, se puede girar y caer.

¿Uso crema en la zona del pañal?

- Algunos bebés necesitan una crema diaria para evitar irritaciones y otros tienen la piel perfecta pese a que nunca se les aplica. Depende de la piel de tu bebé y de la frecuencia del cambio de pañal (muchas veces, basta con hacerlo muy a menudo).
- Habitualmente, en estos casos se usan cremas con un alto porcentaje de zinc.

ROPA

Sensación de frío/calor

- Los bebés tienen la misma sensación de frío o calor que los adultos, pero regulan peor la temperatura; es decir, si nos desnudamos ambos, ellos se enfrían antes. Por eso muchas veces tienen las manos y los pies fríos, aunque su temperatura sea adecuada.
- Los pediatras solemos recomendar vestirlos como nos vestiríamos los adultos, pero añadiendo una capa más.

> **EJEMPLO PRÁCTICO:**
> - Hace calor como para que vayamos sin camiseta: vestir al bebé con una prenda de manga corta será suficiente.

- No lo abrigues demasiado. Algunos niños son atendidos en urgencias con fiebre y lo que les ocurre es que ¡están demasiado abrigados!
- Cada bebé tendrá una sensación distinta de frío/calor y no todos necesitan lo mismo.
- A los bebés no les suelen gustar los cambios de ropa. Intenta transformar este momento en algo agradable: háblale con suavidad, explícale dónde está su mano, sus pies, lo que estás haciendo...

¿Qué ropa?

- Mejor de algodón u otras fibras naturales, y cómoda, que le permita moverse libremente.
- Evita prendas que suelten pelo, imperdibles, lazos, botones, cintas, cordones...

¿Cómo se lava la ropa?

- Se recomienda usar jabón neutro, sin suavizante y sin lejía.

¿Y zapatos?

- A través de los pies, el bebé también recibe muchos estímulos.
- Hasta que no comienza a andar, no necesita usar zapatos.

CUIDADOS DEL RECIÉN NACIDO III

CREMAS

- No hay una recomendación uniforme sobre la administración de cremas.
- Tanto si pones crema como si no, los primeros días de vida de tu bebé puedes notar que su piel se seca y descama. Es normal.
- Si quieres usar una crema hidratante, que sea una especial para bebés y sin irritantes (parabenos, perfumes...).
- Si decides emplear crema, puedes aprovechar para darle un masaje; les suele preparar para dormir.

¿CUÁNDO LE PUEDO CORTAR LAS UÑAS?

- Los bebés nacen con unas uñas afiladas, pero muy finitas y pegadas a la piel; por eso puede ser difícil cortarlas los primeros días.
- Si las uñas están largas y se araña, córtalas con cuidado con una tijera de punta roma.
- Si no están excesivamente largas o te preocupa cortarlas, puedes limarlas con una lima de cristal.
- A partir de los 15-20 días de vida suele ser más fácil cortarlas (no están tan pegadas a la piel y el riesgo de hacerle alguna herida es menor).

¿Cómo las corto?

- De forma recta.
- Sin llegar al borde de la piel, mejor dejarlas un poco por encima.
- No dejes picos, para que no se arañe.

> **¡IMPORTANTE!**
> No se recomienda poner manoplas a los bebés.
> El bebé necesita el tacto para desarrollarse y, con ellas, estamos quitándole un sentido importante.

¿LE PONGO COLONIA?

• No es recomendable.
• El olfato del bebé está muy desarrollado para que pueda oler a mamá y reconocerla, encuentre el pecho, etc.
• Si usas colonia o perfume o se la pones al bebé, puedes interferir en esa interacción con su entorno, dificultándole que pueda oler bien o incluso puede que sea desagradable para él.

¿LE LIMPIO LOS OÍDOS?

• Después del baño puedes pasar una gasa (o usar tu propio dedo) por la parte exterior de su oído.
• Nunca introduzcas bastoncillos en su conducto auditivo; podrías dañar su tímpano, hacerle alguna herida o producir un tapón de cerumen

¿HAY QUE PEINARLE?

• Puedes peinarle si es algo agradable para todos.
• Muchos niños tienen dermatitis seborreica en la cabeza (costra láctea) y es recomendable peinarles para retirar algunas escamas de la piel.

¿TIENE QUE EXPULSAR GASES DESPUÉS DE CADA TOMA? EL «TEMIDO» ERUCTO

• No tiene por qué.
• Después de la toma es aconsejable incorporar al bebé (si no, es más probable que sufras la clásica regurgitación).
  - Si eructa mientras lo mantienes incorporado, genial.
  - Si no eructa, puede que sea porque no lo necesita; también está bien.
• No todos los bebés necesitan eructar, ya que algunos succionan perfectamente y no tragan aire o muy poco.

LACTANCIA MATERNA (LM) I

- La primera gran decisión tras tener a tu bebé es: ¿le voy a dar el pecho? Algunas madres se sienten juzgadas por dar el pecho, pero también otras por no darlo. Es una decisión personal: valora lo que le conviene más a tu bebé, a ti y a vuestra familia.

> La OMS recomienda la leche materna (LM) exclusiva
> hasta los 6 meses y, a partir de esa edad, LM junto
> con otros alimentos hasta al menos los 2 años,
> o hasta que mamá y/o bebé quieran.

BENEFICIOS PARA EL BEBÉ

- La LM es el alimento idóneo para el bebé.
  - Reduce casi un 20 % el riesgo de morir en el primer mes de vida.
  - Se la llama «la primera vacuna»: tiene anticuerpos que defienden al bebé de las infecciones. Así, los bebés que toman LM padecen menos infecciones (como gastroenteritis, bronquiolitis, otitis...) y sufren menos ingresos.
- Además, la LM:
  - Disminuye el riesgo de caries.
  - Es factor protector frente a la muerte súbita.
  - Disminuye el reflujo.
  - Disminuye el estrés en procesos dolorosos.
  - Mejora el desarrollo visual, auditivo (en prematuros), de la microbiota, los niveles de glucosa en sangre y promueve la estabilidad cardiorrespiratoria.

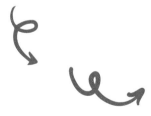

BENEFICIOS PARA EL BEBÉ A LARGO PLAZO

- Los bebés presentan mejor:
  - Salud mental en la vida adulta.
  - Relación con los padres en la adolescencia.
  - Desarrollo cognitivo:
    › Mayor cuanto más dura la lactancia.
    › Mejores resultados académicos.
    › Mejor puntuación en coeficiente intelectual.
    › Mejor desarrollo motriz (incluso al comparar bebés que toman pecho 4 meses con bebés que lo toman 6 meses, los que han tomado 6 meses tienen un mejor desarrollo).
- Los bebés presentan menor:
  - Probabilidad de TDAH, según varios estudios.
  - Riesgo de problemas de conducta en niños a los 5 años.
  - Probabilidad futura de:
    › Diabetes de tipo 1.
    › Enfermedad de Crohn.
    › Colitis ulcerosa.
    › Obesidad.
    › Leucemia y linfoma (tipos de cáncer).
    › Diabetes de tipo 2 (aunque la evidencia científica es limitada).
    › Riesgo cardiovascular (aunque la evidencia científica es limitada).
    › Enfermedad celíaca (aunque la evidencia científica también es limitada).

LACTANCIA MATERNA (LM) II

BENEFICIOS PARA MAMÁ

- Mejora el estado de ánimo, ayuda a crear vínculo madre-hijo, reduce el estrés y contribuye a establecer afectos, gracias a dos hormonas: la prolactina y la oxitocina.
- Recuperación más rápida tras el parto.
- Suele retrasar la vuelta de la menstruación y eso, a la vez, mejora los niveles de hierro, lo que es beneficioso para mamá y el bebé.
- Es menos probable quedarse embarazada de nuevo.
- Reduce la probabilidad de:
  - Cáncer de mama, de ovario o de endometrio.
  - Diabetes de tipo 2.
  - Enfermedades cardiovasculares.

OTROS BENEFICIOS PARA VALORAR

- Es más barata.
- Es mejor para el medio ambiente al generar menos residuos.
- De noche, es más cómodo que preparar un biberón.
- No tienes que llevar una mochila con leche de fórmula, biberones, etc., allá donde vayas.
- Las mujeres que dan el pecho y se incorporan al mundo laboral se ausentan menos por problemas de salud (propios y de sus hijos).

PREGUNTAS, CONTROVERSIAS Y CONTRAS

- *«Si das el pecho, el bebé se despierta más».*
  - Varios estudios han demostrado que las mamás que dan el pecho y las que no lo dan duermen prácticamente las mismas horas.
  - No se sabe exactamente cómo influyen los despertares en el desarrollo del bebé o en el estado de ánimo de las mamás, pero algunos estudios revelan que:
    › Los bebés que se despiertan y los que no se despiertan no presentan diferencias en el desarrollo mental o psicomotor.
    › Los bebés que no se despiertan toman pecho menos tiempo.

- *«Si das el pecho por la noche, no vas a poder dormir nunca».*
  - No está demostrado que los bebés que toman el pecho se despierten más.

- *«Si das el pecho, solo puedes darlo de forma directa».*
  - Cada lactancia y cada familia son distintas, p. ej., algunas deciden hacer lactancia diferida (extraer la leche y ofrecerla en vaso, dedojeringa, biberón...).

- *«Si das el pecho, tendrás problemas cuando vayas a trabajar porque no querrá biberón».*
  - No tiene por qué ser así:
    › El plan inicial siempre va a ser dar el pecho de forma directa (muchas veces al bebé lo cuida la pareja o los abuelos y pueden llevarlo al trabajo de mamá a media mañana para hacer una toma directa; otras veces, es posible salir del trabajo, dar el pecho y volver si la escuela infantil está cerca).
    › Otro plan es ofrecer la leche en vaso, cuchara, biberón... y el peque lo acepta.
    › Si el bebé tiene al menos 4 meses y no toma leche materna de otra forma, a veces puedes ofrecer comida (purés) y luego compensar haciendo más tomas de las habituales durante la tarde/noche.

- *«Si no das el pecho, tu bebé y tú tendréis una peor relación».*
  - Dar o no el pecho no influye en la relación que tienes con tu hijo. Esta depende de muchas cosas:
    › Que tú te encuentres bien.
    › Las relaciones en casa.
    › Otras formas del «piel con piel».

LACTANCIA MATERNA (LM) III

TIPS PARA AYUDAR A ESTABLECER LA LACTANCIA

- Acude a clases preparto o de lactancia materna (online o presenciales). Los primeros días no suelen ser fáciles y todo lo que ya sepas te ayudará.
- Ofrece el pecho con frecuencia; el mejor estímulo para la subida de la leche es que el bebé succione.
- Puedes elegir diferentes posturas: caballito, de rugby, biológica...

¿Cómo debe estar situado el cuerpo del bebé en la postura sentada, la más habitual?

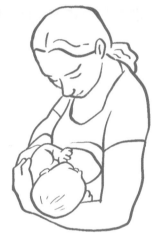

- Bebé de lado, ombligo con ombligo (totalmente lateral).
- Su cabeza en tu antebrazo (no en el codo).
- Pezón en su nariz.
- Espera a que el bebé abra la boca.
- Después, acércalo rápidamente hacia ti (todo su cuerpo; eres tú quien acerca el bebé al pecho y no al revés).

¿Cómo es un buen agarre?

- La cabeza y la espalda del bebé están en línea recta.
- El pezón queda en la parte superior de su boca: apunta al paladar.
- El bebé succiona haciendo vacío con la boca y moviendo la lengua.
- El bebé no succiona únicamente el pezón; en su boca hay más que pezón:
    - La lengua queda debajo del pezón.
    - La nariz y barbilla tocan el pecho.
    - La boca del bebé está bien abierta y los labios evertidos (vueltos hacia fuera).
    - No ves la parte inferior de la areola.

Cuando no estoy segura de si la LM está bien establecida...

> • Los primeros días —y, a veces, meses— de lactancia es muy importante sentirte acompañada y asesorada. Es clave a la hora de conseguir amamantar.

• Aunque hay mamás y bebés que lo logran fácilmente, lo habitual es que surjan dudas y miedos o algún inconveniente; es algo que no has hecho nunca.

• Consulta a tu profesional de referencia siempre que tengas dudas. Te recomiendo que sea IBCLC (consultora de lactancia certificada), una profesional de salud especializada en el manejo de la LM.

• Observa la succión del bebé:
  – Signos de buena succión: primero succionan más rápido, después más lento; oyes que traga; hace pipí y caca; las mejillas no se hunden, se ven llenas...
  – Signos de mala succión: el pezón termina deformado o blanco; sientes dolor; tienes grietas; el bebé no engorda; no le oyes tragar; cuesta despertarlo; hace chasquidos al succionar...

SI ME RECOMIENDAN SUPLEMENTAR

• La primera elección al suplementar debe ser la propia leche materna.

• Se extrae leche con el sacaleches (o extracción manual) y se la ofreces al bebé con dedo/jeringa o un vaso.

• Aunque no extraigas mucha leche, no te preocupes. Los primeros días suele ser suficiente con poca.

• La alternativa debería ser poder usar leche de banco, antes de leche de fórmula.

LECHE DE FÓRMULA I

CÓMO PREPARAR UN BIBERÓN

1. Lávate las manos con agua y jabón y sécalas con un paño limpio o papel de cocina desechable (¡esto es lo más importante!).
2. Hierve agua potable limpia durante 1 min, nunca más de 5. Se hierve el agua porque el polvo no es estéril. La AAP (American Academy of Pediatrics) lo recomienda hacer los primeros 3 meses y en bebés prematuros.

3. Vierte la cantidad de agua que vayas a necesitar en el biberón, que también debe estar limpio.
4. Deja enfriar el agua unos minutos hasta notarla templada; lo ideal es que esté por encima de 70 °C cuando añadas la leche en polvo. No es adecuado que la dejes enfriar más de 30 min, probablemente esté demasiado fría.
5. ¿Cuánto polvo añadir? Por cada 1 cazo raso de polvo, 30 ml de agua. (P. ej., para 60 ml de leche, hierve agua, vierte 60 ml en el biberón y añade 2 cacitos rasos).
6. Agita para mezclar bien el agua y el polvo.
7. Una vez mezclados, enfría hasta alcanzar la temperatura adecuada.
   - Puedes colocar el biberón bajo el chorro del grifo de agua fría.
   - O sumergirlo en un cazo con agua fría o hielo (el nivel de agua del cazo no debe cubrir la parte superior del biberón para que no se contamine, sino permanecer por debajo de la línea de la tapa).
8. Seca el exterior del biberón con un paño limpio.
9. Comprueba la temperatura de la leche en tu antebrazo (parte anterior de la muñeca). Debe estar tibia, nunca caliente (si apenas notas a qué temperatura está, es la adecuada).
10. Alimenta a tu bebé.
11. Desecha lo que ha sobrado; la CDC dice que usemos la fórmula preparada dentro de las 2 h de haberla preparado si está a temperatura ambiente y dentro de 1 h desde que el bebé ha tocado el bibe con su saliva. Si el bebé no la ha probado, la podemos guardar 24 h en la nevera.

Qué tipo de agua usar
- Agua del grifo si en la ciudad donde vives hay un buen control sanitario del agua para consumo humano.
- Agua envasada con bajo contenido en sales minerales.

Cuando añado el polvo, sube la cantidad de líquido.
¿Cuál es la cantidad?
- Es normal que al añadir el polvo la cantidad de líquido suba.

> **EJEMPLO PRÁCTICO:**
> - Si preparas 60 ml de agua y añades 2 cacitos de polvo, quizá te queden al final 65 ml, pero lo que contamos es que ha tomado 60 ml.

¿Puedo conservar la leche que no se ha tomado?
- Si el bebé ha succionado del biberón, desecha la leche después de 1 h.
- Si el bebé no la ha probado, puedes conservarla máx. 2 h fuera de la nevera o máx. 24 h en la nevera (p. ej., guardar una parte que sabes que va a sobrar).

Cómo conservar la leche ya preparada
- Siempre es preferible preparar la leche en el momento y desechar la que sobre, pero si quieres conservarla:
  1. Prepara el biberón.
  2. Enfríalo rápidamente (bajo agua fría).
  3. Mételo en el frigorífico.
  4. Consérvalo un máximo de 24 h en la nevera.

LECHE DE FÓRMULA II

CÓMO CALENTAR EL BIBERÓN REFRIGERADO

1. Saca el biberón de la nevera.
2. Caliéntalo un máximo de 15 min: en un calientabiberones, sumergido en agua caliente... Asegúrate siempre de que el nivel de agua no llega al borde de la tapa.
3. Para que se caliente de forma uniforme, agita o remueve de vez en cuando.
4. Comprueba la temperatura de la toma en el interior de la muñeca.
5. Si la leche está tibia, ya estará listo.
   - Desecha lo que sobre 1 h después de haberlo probado el bebé.
   - **¿Puedo usar el microondas?** No se recomienda porque no calienta de forma uniforme los líquidos (riesgo de quemadura).

> Pero si se hace, es importante agitarlo muy bien después y asegurarse de que no está muy caliente.

¿Y SI NO PUEDO HERVIR AGUA?

1. En las farmacias existen preparaciones líquidas de leche para lactantes (estas leches sí son estériles, no como la leche en polvo). Suelen ser más caras.
2. Puedes preparar la toma utilizando agua potable limpia a temperatura ambiente y administrar el biberón de inmediato.
3. Si sales de casa, puedes calentar el agua y transportarla caliente en un termo o calentador. Nunca transportes la leche ya preparada, pero sí puedes transportar el agua, para mezclarlo luego.

CÓMO LIMPIAR EL BIBERÓN

1. Lávate las manos con agua y jabón.
2. Lava con agua caliente jabonosa todo lo que necesites para preparar el biberón (recipiente, tetina...).
3. Usa un cepillo limpio especial para biberones y tetinas para frotar el interior y el exterior. No uses ese cepillo para limpiar otros utensilios.

4. Aclara bien con agua potable.
5. También puedes limpiarlo en el lavavajillas.
   - **¿Se esteriliza?**
     › La OMS recomienda esterilizar; la Asociación Española de Pediatría (AEP) dice que no es imprescindible y que es suficiente con lavar con el resto de la vajilla a mano o en el lavavajillas asegurándote de que no queden restos de leche.
     › Algunas familias optan por esterilizar los primeros 3 meses, cuando el bebé es más vulnerable a las infecciones.
     › Puedes usar un esterilizador comercial o una cazuela con agua.
       1. Llena una cazuela grande con agua.
       2. Sumerge los utensilios una vez limpios.
       3. Asegúrate de que queden bien sumergidos.
       4. Cubre la cazuela con una tapa y espera a que el agua hierva.
       5. Mantén la cazuela cerrada con la tapa hasta que necesites los utensilios.

- **Ya está limpio y esterilizado, ¿dónde lo guardo?**
  - Lávate bien las manos antes de tocar el biberón esterilizado.
  - Lo ideal es usar pinzas estériles para tocarlo.
  - Cierra el biberón (coloca todas las piezas).
  - Guárdalo en un lugar limpio donde esté cubierto.

> ¡ATENCIÓN! No tiene sentido esterilizar el biberón para después guardarlo en un lugar que no esté limpio o tocarlo con las manos sucias porque se contaminará. Es cierto que muchas familias no siguen estas recomendaciones al preparar la leche o desinfectar los biberones, pero si se hace así existe riesgo de infección. Si todo te parece muy difícil, recuerda que lo más importante es siempre lavarte las manos antes de preparar el biberón.

LECHE DE FÓRMULA III

¿PUEDE USAR CHUPETE MI BEBÉ SI TOMA LECHE DE FÓRMULA?

- Puede usar chupete desde el primer día.

> De hecho, como es un factor de prevención del síndrome de muerte súbita y no toma pecho (no se beneficia de este factor protector), se recomienda ofrecerlo nada más nacer.

- Algunas mamás deciden usar el pecho como chupete y ofrecerlo puntualmente para calmar al bebé. Aunque escojas alimentar al bebé con leche de fórmula, puedes hacerlo.

CADA CUÁNTO DEBE COMER

- El bebé debe comer ¡a demanda! Tome pecho o leche de fórmula, ha de alimentarse cuando tenga hambre.
- Hay bebés que comen cada 2 h durante el día y cada 4 h durante la noche; hay bebés que comen cada 4 h durante el día y cada 2 h durante la noche... Todo está bien mientras el bebé engorde alrededor de su percentil.
- Esto genera controversia porque, hace unos años, se recomendaba alimentar a los bebés cada 3 h sí o sí, aunque lloraran desconsolados por hambre.

QUÉ CANTIDAD DEBE COMER

- La cantidad también es ¡a demanda!
- Aunque veas muchas tablas de «lo que debería comer a una edad», esto depende más del peso, entre otras muchas cosas: la actividad, el sueño, el estreñimiento, el calor...
  - Si ofreces 60 ml a tu bebé y te parece que sigue teniendo hambre..., ¡prepara 30 ml más!
  - Si le ofreces el biberón despacito (ver pág. 41, «Método Kassing»), no tiene por qué comer «de más» (algunos bebés a los que se les ofrece el biberón rápido y sin hacer pequeñas pausas, comen muy deprisa y después pueden estar muy llenos y vomitar).

QUÉ LECHE ESCOGER

- La leche que puedes ofrecer desde el nacimiento es la leche tipo 1 (suele aparecer un «1» en el envase).
- La AAP recomienda un tipo de leche para el primer año del bebé, así que puedes seguir con esa leche 1 hasta los 12 meses, momento en el que se cambia a leche de vaca.

> Es importante que la leche de fórmula que ofreces desde los 6 m en adelante tenga al menos 7 mg de hierro por cada litro de leche (=0,7 mg o más por cada 100 ml, debes revisar la etiqueta).

- Todas las leches infantiles cumplen las normativas europeas y son válidas: deben tener una cantidad de proteínas, hidratos de carbono, etc.
- Lo que diferencia unas leches de fórmula de otras es la adición de ingredientes no regulados, pero con idoneidad demostrada en estudios clínicos (probióticos, prebióticos...).

LECHE DE FÓRMULA IV

SUBTIPOS DE LECHE

- **Leche parcialmente hidrolizada:** tiene unas proteínas con un tamaño menor. No apta para alérgicos a la leche. Es recomendable en bebés con riesgo de atopia o piel atópica.
- **Leche extensamente hidrolizada:** se ofrece a bebés alérgicos a la proteína de leche de vaca, pues suelen tolerar bien estas leches.
- **Leche AR o antirregurgitación:** suele llevar espesantes (harina de algarrobo, almidón de maíz...), menor cantidad de lactosa, más caseína... En general se desaconseja en bebés con reflujo porque no ha demostrado ser efectiva y tiene riesgos potenciales; solo en casos muy concretos de bebés sin dolor y con pérdida de peso por regurgitaciones, pero debe ser recomendada por el pediatra.
- **Leche anticólico:** muchas veces es una leche parcialmente hidrolizada o con menos lactosa; en ocasiones, contiene probióticos.
- **Leche de soja:** se desaconseja en menores de 6 meses. Se suele recomendar en bebés alérgicos a la leche, pero algunos alérgicos a la leche también lo son a la soja. Con frecuencia las eligen las familias veganas para bebés más mayores, si ya no toman el pecho.
- **Leche antiestreñimiento (AE):** suele mejorar la proporción de B-palmitato para que se parezca más a la leche materna, con el fin de disminuir la consistencia de las heces. También es común que contenga una cantidad superior de lactosa, probióticos, magnesio... Sin embargo, no está demostrada su efectividad.

CÓMO OFRECER EL BIBERÓN

- No por ofrecer el biberón renuncias a muchas ventajas de la LM, como la interacción o la estimulación. Podemos ofrecer el biberón estimulando la interacción con el peque y de una forma respetuosa.
  - Ofrece el biberón sin camiseta para que el bebé esté en contacto con tu piel («piel con piel»).

 Ten al bebé en brazos: es recomendable hacerlo siempre, aunque tome biberón durante 18 meses o más.

  - Mira al bebé.
  - Asegúrate de que la tetina está llena de leche y no contenga aire.
  - Cambia de lado en cada toma o incluso en la misma toma (la presión en su cabeza cambia).
  - Si es posible, es recomendable que solo la madre o los padres le den el biberón.

MÉTODO KASSING

- El bebé debe estar semisentado (como cuando se le da el pecho).
- No lleves directamente la tetina a su boca, sino estimula su reflejo de búsqueda (toques suaves de la tetina alrededor de la boca, en la nariz, entre la nariz y la boca...).
- Una vez abra bien la boca, acerca el biberón.
- Cuando notes que no come tan rápido o pienses que está más relajado y no tiene tanta hambre, haz una parada, incorpórale un poco más y deja que descanse.
- Vuelve a ofrecer el biberón con toques alrededor de la boca; espera a que abra de nuevo la boca para ofrecer la tetina y haz el mismo proceso.

- *«Mi bebé llora y no sé qué le pasa... ¿tiene cólicos?»*
    - Es muy frecuente que todo el mundo diagnostique a tu bebé de cólicos cuando llora, pero no todos los bebés que lloran los padecen.
    - El cólico del lactante solo se puede diagnosticar si antes se han descartado otras alteraciones.
    - Si tu bebé llora, ve al pediatra y explícaselo: te preguntará muchas cosas y explorará al bebé antes de poder diagnosticarle de cólico del lactante.

¿TODOS LOS BEBÉS LLORAN?

- El llanto para un bebé es una forma de comunicarse, de decirnos que no está a gusto, que tiene frío o calor, sueño, dolor o necesita contacto.
- Cuando el bebé llora y respondes a su llanto (le coges, le cambias, etc.), lo que esperas es que deje de llorar. Pero, en caso de cólico, el bebé continúa y continúa llorando...
- **¿Qué dicen los datos?**
    - Durante los primeros 3 meses de vida es cuando más lloran.
    - La media de llanto de un bebé es de 117 a 133 min al día las primeras 6 semanas (los que más: 250 min).
    - A las 10 semanas lloran 68 min al día aprox. (los que más: 145 min).
    - Así que sí: un bebé llora para comunicarse y es totalmente normal que lo haga.

¿REALMENTE QUÉ ES EL CÓLICO DEL LACTANTE?

- No hay una definición única, pero se suele usar la siguiente: «episodios de llanto de al menos 3 horas al día y al menos 3 días a la semana en un menor de 3 meses» (algunos pediatras no lo diagnostican hasta que no dura al menos 3 semanas, pero normalmente no se espera tanto).
- Suele empezar entre los 15-45 días de vida y desaparecer a los 4 meses.
- El llanto suele tener un comienzo y un final claros.
- A veces, las familias describen el llanto como algo más parecido a un grito, más agudo y urgente que otros tipos de llanto.

- Es más frecuente por la tarde-noche.
- El bebé suele ponerse rojo, enfadado, aprieta los puños, lleva las piernas a la barriga... y, cuando deja de llorar, tiene un aspecto normal.
- Cuesta consolar el llanto.
- Los bebés con cólico engordan, se desarrollan bien y su exploración es normal.

¿POR QUÉ LES PASA ESTO A LOS BEBÉS?

- No sabemos exactamente por qué ocurre, hay diversas teorías:
  - Causa gastrointestinal: alergia a la proteína de leche de vaca o a otra proteína en caso de bebé amamantado con LM (soja, trigo, huevo...), mala técnica de alimentación (comer más o menos o tragar aire), inmadurez intestinal, aumento en la movilidad intestinal, cambios en la microbiota intestinal...
  - Concentraciones elevadas de serotonina.
  - Exposición al humo del tabaco.
  - Forma precoz de migraña.
  - Temperamento.
  - Demasiada estimulación (ruido, gente...), cansancio, cambio de rutinas...
  - Factores psicosociales parentales: estrés familiar, inexperiencia, respuesta ansiosa ante su llanto...

¿LE VA A PASAR A MI BEBÉ?

- Entre un 8 y un 40 % de los bebés lo padecen.

CÓLICO DEL LACTANTE II

¿QUÉ PUEDO HACER EN CASA?

- Hay que concienciarse de que pasará y de que es benigno:
  - No, no es por tu culpa.
  - No, el bebé no te rechaza, sino que te necesita y solo tu presencia le está ayudando, aunque te cueste creerlo.
  - Sí, cuesta mucho calmarle a pesar de que estás esforzándote al 100 % y estás agotada.
  - Sí, es normal sentirte culpable, enfadada, impotente o muy muy cansada y sola.
  - Sí, vendrán tiempos mejores (¡muy pronto!) y disfrutarás de tu hija o hijo, te lo prometo.
  - Sí, creceréis juntos, mirarás atrás y sentirás orgullo de haberlo conseguido.
- Hacer turnos con la pareja para que uno pueda descansar o buscar ayuda externa (abuelos, tíos...).
- Descartar otras causas: hambre, sueño, calor o frío, le roza la ropa...
- Cambiar la forma de alimentar:
  - Si toma biberón, hacerlo semisentado (no tumbado) y usar un biberón con bolsa colapsable.
  - Si toma LM, consultar con especialistas en lactancia materna para valorar la técnica.
  - Intentar hacer el eructo (durante unos minutos).
- Hacer algo que le calme: dar un paseo en coche, darle un baño, chupete, masaje...
- Poner música: una cinta con latidos cardiacos, música relajante o que escuchábamos en el embarazo, ruidos blancos... Reproducirla a volumen bajo, no muy cerca del bebé y durante periodos cortos de tiempo porque puede provocar niveles de presión sonora superiores al umbral recomendado.

- Coger al bebé en las siguientes posturas:
  - Acunándolo, en vertical, boca abajo, con la mano masajeando su abdomen, en brazos mientras rebotas en una pelota de embarazo...
  - Porteándolo: es una forma de tenerlo cerca de tu cuerpo (suelen calmarse en contacto con nosotros) y, además, siente ese rebote al que estaba acostumbrado en la barriga; así, tú tienes los brazos libres y se reparte mejor su peso en tu espalda.
- Establecer rutinas: sigue un horario lo más parecido cada día, un horario «para bebés», probablemente será un horario muy distinto al que llevabas hasta ahora.
- Habla con amigos que pasaron por lo mismo.

Y SI NADA MEJORA...

- Sigue en contacto estrecho con tu pediatra.
- Si toma fórmula, prueba con una leche para alérgicos.
- Si toma pecho, a algunas mamás se les propone hacer cambios en su dieta, normalmente retiramos la proteína de leche de vaca al menos 6 semanas (a veces otros alimentos).
  - *Lactobacillus reuteri*: no como primer tratamiento. Puede probarse si no mejora.
  - *Simeticona* («gotitas de Aerored® para los gases»): no hay estudios suficientes que avalen su uso.
- Evita:
  - Productos de parafarmacia para el cólico; no está demostrado que funcionen y pueden llevar azúcar.
  - Infusiones: tampoco funcionan y algunas pueden ser peligrosas.
  - Remedios homeopáticos: no han demostrado eficacia y algunos pueden ser peligrosos.
  - Acupuntura: no hay beneficios probados y sí riesgos potenciales.

SUEÑO

- El bebé come y duerme sin distinguir día y noche.
- Hay bebés que necesitan dormir mucho y bebés que no tanto (PER-CENTILES DE SUEÑO, ver pág. 85).
- Suelen dormir una media de 16 h diarias (8 h de día y 8 h de noche, aprox.), pero la variabilidad es muy amplia: entre 9 h y 19 h, según el bebé.
- Nueve despertares a lo largo de la noche son normales. La mayoría se despiertan cada 1-3 h.
- El bebé se duerme en una fase de sueño activo; es normal que haga ruiditos o movimientos justo al quedarse dormido.
- Algunos bebés duermen mucho (hasta 6 h seguidas) y no piden la toma nocturna. Si el engorde es adecuado y la lactancia está establecida, déjale dormir. No suele pasar antes de los 15 días.
- Es posible que haga siestas largas (1-2 h), pero también que sean muy cortas, de 15 min.
- Hasta los 3 meses, es recomendable que las siestas de día se hagan con algo de luz —no hace falta que sea muy intensa— para ayudarle a diferenciar día y noche.
- La VENTANA DE SUEÑO es el tiempo que aguanta despierto entre siesta y siesta o entre siesta y periodo nocturno.
  - Durante el primer mes, algunos tienen una ventana de pocos minutos (despiertan, interactúan un poco, comen y vuelven a dormir) y otros llegan a estar despiertos hasta 60 min.

Si el bebé se despierta de noche
- Mantén un ambiente calmado.
- No enciendas la luz; puedes usar lamparillas tenues.
- No estimules al bebé (no lo muevas mucho, no hables alto...).
- No se recomienda sacarlo de la habitación (para que no se convierta en rutina).
- Es normal que el bebé solo quiera dormir si te quedas cerca de él y se despierte si no estás...

Para volverse a dormir

- Algunos bebés se despiertan, hacen algún ruido o movimientos y se vuelven a dormir sin necesitar ayuda, pero otros reclaman. En ese caso, comprueba si tiene hambre, frío o calor, si el pañal está mojado...
- En ocasiones solo necesitan tu contacto: abrazos, ser mecidos... o algún ruido suave: «shhh», «ea ea ea», canciones de cuna...
- Otras veces necesitan más; la ayuda para dormir se llama MULETILLA DE SUEÑO: p. ej., pasearle en brazos por la habitación unas cuantas veces.

Rutinas antes del sueño: nunca es pronto para empezar a introducirlas:

- Cambiar el pañal.
- Poner el pijama.
- Luz tenue.
- Canción de cuna + besos y caricias + buenas noches.
- Es recomendable terminar la rutina en el dormitorio.

¡IMPORTANTE!

Los primeros meses pueden ser los más duros. Busca la forma de dormir que mejor funcione para tu familia (siestas durante el día, turnos de noche, dormir juntos, separados...). Todas las decisiones son adecuadas mientras el bebé duerma en un espacio seguro.

Cómo evitar que la cabeza pueda quedar cubierta por la sábana o manta en caso de que vayamos a usarlas

- Coloca al bebé en la parte baja de la cuna de forma que sus pies toquen el final de esta.
- Mete la sábana por la parte inferior para que no pueda cubrir su cabeza si tira de ella.
- No arropes por los laterales para evitar el riesgo de que quede tenso y no pueda moverse bien.

COLECHO

- Antes se pensaba que dormir en la misma cama de los padres podía ser un factor de riesgo para el SMSL (síndrome de muerte súbita del lactante) y se desaconsejaba.
- En los últimos años, se han realizado muchos estudios, pero todavía falta más información para poder dar una recomendación universal.
- La recomendación actual es la de proporcionar toda la información a las familias para que cada una pueda tomar la decisión que crea adecuada.
- Si decides hacer colecho, hazlo de forma segura. Algunos consejos:
    - No uses cojines.
    - Emplea sacos de dormir (también los hacen para adultos).
    - Mete las sábanas por la parte de abajo de la cama para asegurarte de que nunca cubren al bebé, aunque tires de ellas cuando estés durmiendo.
    - Si das el pecho y tienes frío, prueba un pijama de lactancia (algunos son muy calentitos).

BENEFICIOS

- Favorece el inicio y mantenimiento de la lactancia materna favoreciendo las tomas nocturnas. ¡Y la lactancia materna protege frente al SMSL!
- Favorece el vínculo entre bebé y padres.
- Aporta seguridad al bebé.
- Facilita los cuidados al bebé (no hay que levantarse de la cama).
- Aporta tranquilidad: es más fácil saber si el bebé tiene frío, calor, pipí, notar si está incómodo, etc.
- Desde el punto de vista antropológico, «lo natural» es dormir juntos. El instinto del bebé es estar en contacto con la madre todo el tiempo; también de noche.
- Mejora el sueño del bebé y de los padres: muchas familias duermen mejor porque es más fácil asistir los despertares y vuelven a dormirse más rápidamente.

POSIBLES RIESGOS

- En algunos estudios se ha relacionado el colecho con un mayor riesgo de SMSL, aunque actualmente la mayoría solo lo asocian en bebés menores de 3 meses.
- Algunos de estos estudios únicamente encuentran la asociación con padres fumadores, que tomen alcohol o medicación para dormir; es decir, no se ha documentado un aumento del riesgo si se hace COLECHO SEGURO.

CONCLUSIONES

- No se recomienda practicar colecho:
  - Si los padres:
    › Son fumadores.
    › Han consumido alcohol.
    › Han tomado medicamentos como ansiolíticos, hipnóticos o cualquier medicamento sedante.
    › Han consumido drogas.
    › En situaciones de cansancio extremo.

  - En sofás, sillones o cualquier lugar que no sea la cama.
  - Si hay hermanos en la cama.
  - Si hay animales en la cama.
- Con lactancia materna, no hay evidencia suficiente para desaconsejar el colecho.
- Hoy en día, la AEP no lo recomienda en menores de 3 meses, pero con la información que tenemos actualmente no podemos desaconsejarlo en menores de 3 meses que toman pecho y no tienen ningún otro factor de riesgo si se hace un colecho seguro.
- Algunos estudios lo señalan como un factor protector frente al SMSL si se hace de forma segura, tenga el bebé la edad que tenga.

SÍNDROME DE MUERTE SÚBITA DEL LACTANTE (SMSL)

- El SMSL es la muerte repentina e inexplicable de un niño menor de 1 año que ocurre aparentemente durante el sueño.
- Puede ocurrir durante todo el primer año, pero el 95 % de las veces ocurre los primeros 6 meses.
- Es la primera causa de muerte entre el primer mes y el año de vida en los países desarrollados.
- No sabemos exactamente por qué ocurre (inmadurez neurológica, respiratoria, infecciones, enfermedades cardiacas...).

FACTORES DE RIESGO

Maternos
- Mamá fumadora (durante el embarazo o después)
  - La exposición al humo «de segunda mano» (p. ej., mamá no fuma, pero la pareja sí) también aumenta el riesgo (¡aunque no fume delante del bebé!).
  - El riesgo aumenta mucho más si, además de que uno de los padres fume, este comparte cama con el bebé.
- Mamá menor de 20 años.
- Consumo de alcohol o drogas durante el embarazo.
- Complicaciones durante el embarazo o parto (anemia, desprendimiento de placenta...).
- Cuidado prenatal inadecuado.

Dependientes del niño
- Prematuridad.
- Bajo peso al nacer.
- Ser hermano de un bebé que falleció por SMSL.
- Gemelos.
- Sexo masculino (los niños tienen un riesgo mayor).
- Edad: ocurre con más frecuencia entre los 2 y los 4 meses.

Ambientales

- Duerme boca abajo o de lado, en superficie blanda (sofá, cama de agua, sillón...) o en una silla del coche o similar.
- En invierno.
- Demasiado calor (estar sobreabrigado).
- El arrullo aumenta el riesgo.
- Dormir acompañado de peluches, cojines o sábanas... Mejor cubre el colchón con una bajera bien ajustada y no uses chichoneras.

FACTORES PROTECTORES

- Dormir boca arriba.
  - Si tiene reflujo, también se recomienda boca arriba y sin elevar el cabezal de la cama.

EXCEPCIÓN

Indicación específica del pediatra en bebés con reflujo grave con más riesgo de muerte por reflujo que por SMSL o bebés con reflujo importante y que no traguen bien por problemas neurológicos, motores...

  - Si sabe girar de boca arriba a boca abajo y también al revés, puedes dejarle dormir. Si aún no sabe girarse en los dos sentidos, es conveniente que lo vuelvas a girar boca arriba y te asegures de que la sábana no hace arrugas, que no hay cojines en la cuna, etc.
- Lactancia materna: la mayor protección se obtiene si se da exclusivamente, pero cualquier cantidad de leche materna reduce el riesgo.
- Vacunación (los bebés vacunados tienen un riesgo 50 % menor).
- Habitación con temperatura ajustada (20-22 °C) y aireada adecuadamente.
- Uso de chupete sin cuerda o sujetachupetes para dormir (si toma el pecho, esperar a que la lactancia esté instaurada).
- Dormir en superficie dura.
- Evitar el calor excesivo.
- Compartir habitación con los padres.
- Un estudio asocia el uso del ventilador cuando hace calor como factor protector.

REVISIÓN DEL PEDIATRA I

 La primera consulta del recién nacido suele ser entre los días 4 y 10. No se recomienda acudir más tarde.

- En esta consulta:
  - Se pesa al bebé.
  - Se mide su longitud y el tamaño de la cabeza.
  - Se le explora bien.
  - Se preguntan muchas cosas a los padres: desde cómo se encuentra a cómo come, si hay antecedentes en la familia de...

ANTECEDENTES FAMILIARES

Cuando acudas por primera vez al pediatra —con tu bebé o antes de que nazca, si haces visita prenatal—, es importante saber qué enfermedades hay en la familia.

- El pediatra te preguntará por el embarazo y el parto, pero también si tienes o tuviste de pequeño alguna enfermedad: asma, alergias, dermatitis, enfermedades del corazón, riñón, psiquiátricas, infecciones...
- También querrá saber temas relacionados con hábitos y ambiente: fumadores, más hijos, animales domésticos...

PRUEBA DEL TALÓN

Antes del alta del hospital, a las 48 h de vida, al bebé se le hace una analítica de sangre que busca descartar una serie de enfermedades (porque es importante conocerlas o tratarlas desde el nacimiento).

- Antes, esta analítica se hacía con un pinchazo en el talón; actualmente se realiza en el dorso de la mano o en la flexura del antebrazo.
- El nombre «real» de esta prueba es PRUEBA METABÓLICA o CRIBADO NEONATAL.

- Cada comunidad autónoma elige qué enfermedades descarta (algunas un total de 8 y otras, 25), pero normalmente siempre se incluyen: hipotiroidismo, fibrosis quística, anemia de células falciformes y fenilcetonuria.
- Si los resultados son normales, recibirás una carta en casa.
- **¿Si te llaman para repetirla?**
  - Es relativamente frecuente tener que repetirla.
  - No quiere decir que con seguridad el peque tenga alguna enfermedad.
  - En ocasiones, hay que repetirla 2-3 veces o llevar un seguimiento en el tiempo porque un valor aparece en el límite de la normalidad. Y con el tiempo se corrige, descartando la enfermedad.

PRUEBA DEL OÍDO

- Esta prueba indolora revisa que el bebé oiga bien y se realiza antes del alta en el hospital.
- El nombre «real» es CRIBADO DE HIPOACUSIA CONGÉNITA.
- La sordera (o hipoacusia) está presente en el nacimiento en el 80 % de los bebés sordos.
- Si se detecta, se iniciará un tratamiento precoz para prevenir alteraciones en el futuro, como las del lenguaje.
- En los casos en los que existan factores de riesgo de que la sordera aparezca más adelante (p. ej., si hay antecedentes familiares o el bebé pesó menos de 1.500 g al nacer, etc.), el otorrino hará un seguimiento durante los siguientes años, aunque la prueba del hospital sea normal.
- **¿Y si la primera prueba sale mal?**
  - A veces ocurre y esto no quiere decir que el bebé no oiga, sino que hay que hacer más pruebas para estar seguros.

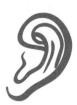

FRENILLO SUBLINGUAL

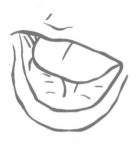

- Debajo de la lengua hay un frenillo o membrana. Si este impide que el bebé mueva la lengua de forma normal, estamos ante una ANQUILOGLOSIA.
- Se cree que ocurre en un 1-10 % de bebés y es más frecuente en niños que en niñas.

> Los movimientos de la lengua del bebé son esenciales, y algunos bebés con anquiloglosia desarrollan problemas en la lactancia; de ahí la importancia de valorar el frenillo.

- En las primeras visitas al pediatra, se valora la lactancia y el frenillo.
- Los problemas que suelen aparecer con la anquiloglosia son:
  - Incapacidad para un buen agarre.
  - Tomas largas: el bebé reclama mucho y está mucho tiempo al pecho.
  - El bebé gana peso más despacio, al no conseguir sacar toda la leche que necesita.
- Si después de valorar las tomas y el frenillo se considera practicar una intervención quirúrgica, se hace una FRENECTOMÍA (o frenotomía), esto es, se corta el frenillo, normalmente no antes de las 2-3 semanas del bebé.

¡IMPORTANTE!

- Hace unos años siempre se atribuía al frenillo los problemas de lactancia, pero ahora se sabe que, tras una intervención:
  - A veces, el bebé con frenillo se adapta a succionar de una forma y debe aprender a hacerlo de otra.
  - El resultado no siempre es satisfactorio.
  - Hay pocos estudios sobre los beneficios de cortar el frenillo.
  - No hay datos claros sobre cómo evoluciona la anquiloglosia si no se trata.

- Por eso, actualmente no está recomendado cortar el frenillo en todos los casos de anquiloglosia con problemas de lactancia, sino que se aconseja que primero la lactancia sea valorada por un profesional especializado.

 - Si la lactancia no está yendo bien:
   › Consulta a un profesional especializado.
   › Si el agarre y posición son buenos, pero persisten los problemas (bebés de más de 15 días), hay que valorar el frenillo.
   › Si se diagnostica anquiloglosia y no mejora con la ayuda de un profesional, se recomienda la intervención quirúrgica.

VISIÓN
- En las primeras visitas, se observa con una luz si el reflejo que devuelve el ojo es de color rojo o blanco.
- También se revisa si los ojos están alineados, qué tamaño y color tienen, cómo se mueven, cómo son el iris y la pupila, si un párpado está caído...
- Son importantes los antecedentes familiares.

PLAGIOCEFALIA
- La cabeza del bebé es plana en algún lado; por eso es importante valorarla (ver pág. 98 y 102, «Revisión al mes» y «Revisión de los 2 meses», pág. 103, *Te pueden decir que...*»).

REFLEJOS
- Se exploran los reflejos del bebé: de succión, de marcha automática, de Moro... (ver página 20, *Cómo es el bebé*»).

CADERAS
- Se exploran para descartar una DISPLASIA (ver página 58, *Te pueden decir que...*»).

CRIPTORQUIDIA
- Se comprueba que los dos testículos se encuentran en la bolsa del escroto (ver página 64, *Te pueden decir que...*»).

REVISIÓN DEL PEDIATRA III

RECOMENDACIONES DEL PEDIATRA

• El pediatra os hablará de los siguientes temas a esta edad:

1. VITAMINA D

• Se crea en la piel principalmente por la acción del sol (90 % por el sol, 10 % por la alimentación).
• Su función es transportar el calcio de la leche que se absorbe en el intestino hasta el hueso. Evita el raquitismo y, además, parece que influye en algunas enfermedades.

> Durante el primer año de vida no se recomienda la exposición solar directa por el riesgo de cáncer de piel, deshidratación y quemaduras en bebés pequeños.

• Como no les puede dar el sol directamente, no tienen suficiente vitamina D.
• Por ello, se administra desde los primeros días y durante todo el primer año de vida o hasta que el pediatra lo recomiende.
• La dosis recomendada es de 400 UI (unidades) al día (según la marca esto equivale a una cantidad distinta, revisa el prospecto o consulta a tu pediatra).
• **¿Es cierto que si el bebé toma leche de fórmula no necesita vitamina D?**
  – No, todos los niños deben tomarla.
  – Aunque los niños que toman 1 l de leche de fórmula al día sí pueden suspender la administración.

> ¡ATENCIÓN! Hay niños que con 5 meses toman 1 l al día y con 7 meses solo 500 ml; en ese caso, habría que volver a darles vitamina D.

2. HIERRO ORAL

• Algunos bebés necesitan tomar un suplemento de hierro oral desde el nacimiento:
  – Prematuros que toman el pecho: desde el primer mes hasta que coman alimentos ricos en hierro (no depende de la edad).

- Prematuros que toman fórmula, también toman hierro salvo:

    Los que pesaron más de 1.500 g y toman una leche con más de 12 mg de hierro por litro (es raro, normalmente no tienen tanto hierro).

- Recién nacidos que pesaron menos de 2.500 g: desde las 2-6 semanas de vida hasta al menos los 6 meses.

3. TABAQUISMO

• No hay mejor momento ni mayor motivación para dejar de fumar.
• Los hijos de padres fumadores tienen más infecciones respiratorias (bronquitis) y de oído (otitis media) aunque se fume fuera de casa, ya que los irritantes del tabaco se quedan en la piel y la ropa.
• También existe mayor riesgo de síndrome de muerte súbita del lactante.

4. ESTIMULACIÓN

• Algunas ideas para interactuar con tu bebé:
    - Cantarle.
    - Hablarle.
    - Mirarle a 20-30 cm; al mes ya ve a 1 m.
    - Darle un masaje o baño relajante.
    - Cambiarlo de postura.
    - Pasear.
    - Portearlo.
    - Acudir a un taller de baile con bebés (ellos en brazos o porteando).

5. ALIMENTACIÓN

Ver pág. 28 - «Lactancia materna».
Ver pág. 34 - «Leche de fórmula».

6. HIGIENE

Ver pág. 22 – «Cuidados del recién nacido».

7. PROTECCIÓN SOLAR

Ver pág. 271 – «Prevención».

8. ACCIDENTES

Ver pág. 274 – «Prevención».

9. SUEÑO Y MUERTE SÚBITA

Ver pág. 46 – «Sueño».
Ver pág. 50 – «Muerte súbita».

TIENE UN SOPLO

- Es «un ruido» que se oye al auscultar el corazón; lo produce la sangre al pasar por este órgano.
- Casi siempre son benignos, pero cuando se oyen en un recién nacido, se debe pedir valoración al cardiólogo infantil para descartar cardiopatías congénitas (que el bebé haya nacido con un corazón con una forma distinta).
- La incidencia de cardiopatías congénitas es muy baja: 6-13 de cada 1.000 recién nacidos, y dentro de ellas, solo el 25 % son graves.
- Gracias a los avances en las técnicas, muchas cardiopatías congénitas se diagnostican en las ecografías del embarazo.

LA CADERA LE HACE «CLIC» O «CLOC»

- Si es el caso, podría tratarse de una DISPLASIA EVOLUTIVA DE CADERA (DEC):
  - Es una alteración en la articulación de la cadera entre el fémur y el coxal.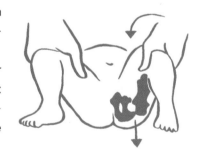
  - La mayoría de las veces ocurre por un mal desarrollo de la articulación: el fémur «se escapa» de la articulación y no queda estable dentro de ella (luxación).
  - Afecta a 2-6 de cada 1.000 recién nacidos y es más frecuente en niñas.
  - También es más común si el bebé en la barriga está de nalgas.
  - Hasta un 20 % tienen antecedentes familiares.
  - Hasta el 90 % se han resuelto a los 6 meses después de diagnosticarse: tienen una buena evolución porque la cadera también se va desarrollando una vez nace el bebé.
- Tanto en el hospital como en las revisiones del pediatra, se exploran las caderas abriendo y cerrando las piernas con el bebé tumbado y con las rodillas flexionadas.

- Si el pediatra nota que la cadera no está bien encajada, puede sospechar una DEC y pedir pruebas, normalmente una ecografía.
- Es posible que la exploración de tu bebé sea normal, pero si cumple dos de estos criterios también le harán una ecografía de caderas:
  - Presentación en podálica (bebé «de nalgas» en la barriga).
  - Es niña.
  - Antecedentes familiares de DEC.

LA CLAVÍCULA HACE «CLIC»

- La fractura de clavícula es la más frecuente durante el parto: ocurre en el 1-2 % de los partos vaginales.
- Es más frecuente en:
  - Bebés muy grandes.
  - Mamás con diabetes gestacional u obesidad.
  - Embarazos que duran más de 41 semanas de gestación.
  - Mamás que son más mayores.
  - Mamás que han tenido muchos bebés.
- No se debe a una mala atención de los profesionales sanitarios durante el parto; los estudios no lo relacionan.
- Se puede notar «un clic» (como una tecla de piano), pero es mejor no tocarlo. Lo diagnostica el pediatra.
- También se puede percibir que el bebé mueve menos un brazo o que el reflejo de Moro no es igual en las dos extremidades.
- Evitar colocar al bebé sobre el lado donde está la fractura ni cogerlo por las axilas para levantarlo.
- La fractura se cura sola y, a los pocos días de vida de que se cure, se puede palpar un bultito (el callo de fractura).

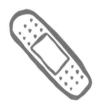

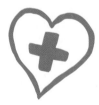

ESTÁ AMARILLO (ICTERICIA)

- Más del 50 % de los bebés se ponen algo amarillos los primeros días (a veces, se ven rosas, pero si se presiona suavemente la piel, esta se vuelve más blanca y es más fácil comprobar si es blanca o amarilla).
- Se debe al acúmulo de la bilirrubina: una sustancia que hay en la sangre y que puede acumularse los primeros días.
- Empieza a notarse el día 2 o 3 y suele desaparecer al 7.
- Empieza en la zona de la cabeza, en el blanco de los ojos... y baja hacia el pecho, abdomen, piernas... (hay niños que solo presentan cabeza y cuello amarillentos).
- Si el pediatra detecta que el bebé está demasiado amarillo, realizará una prueba indolora en la piel y puede que también solicite una analítica. En función del resultado, decidirá si necesita tratamiento para bajar los niveles de bilirrubina.
- El tono amarillo NO es normal y hay que consultar si:
  - Notas al bebé con este tono de piel el primer día.
  - Ves que está cada vez más amarillo (en lugar de menos).
  - Notas el tono amarillo en plantas de los pies, palmas de las manos, lágrimas o saliva.
  - Observas que el pipí es oscuro como si fuera un refresco de cola.
  - Ves las cacas totalmente blancas como la pared.
  - Dura más de 1 semana en un bebé que ha nacido a término (a partir de la semana 37) o más de 2 semanas en un bebé pretérmino (antes de la 37).

EXCEPCIÓN
Excepción: los bebés que toman el pecho pueden estar algo amarillos más de 3 semanas.

- Si tu bebé está muy amarillo, pero dentro de la normalidad, es posible que el pediatra te recomiende:
  - Consultar en los próximos días si ese color aumenta.
  - Exponer al bebé a la claridad o la luz solar indirecta (nunca directamente; podría quemarse o deshidratarse).
  - Ofrecerle el pecho con frecuencia.

TIENE LAS MAMAS HINCHADAS

- Los recién nacidos pueden tener algo hinchadas las mamas las primeras semanas, incluso segregar algo de líquido parecido al calostro o la leche.
- Esta hinchazón desaparece sola normalmente en 6-8 días, aunque puede durar más.
- No se recomienda apretar ni masajear.
- Las mamas no deben estar rojas, calientes, doler, aumentar mucho de tamaño o secretar un líquido que parezca pus.

HA PERDIDO PESO

- Muchos bebés pierden hasta un 10 % de su peso al nacimiento (p. ej., si un bebé pesó 3 kg al nacer, puede que pierda unos 300 g en los primeros días).
- El día 15 suelen haber recuperado el peso al nacer.

¿TIENE UNA MENSTRUACIÓN?

- Si tienes una niña, puede que veas una secreción vaginal los primeros días. A veces incluso un pequeño sangrado.
- Se debe a que durante el embarazo recibía hormonas de mamá a través de la sangre que ahora ya no le llegan.

TIENE UNA HERNIA UMBILICAL

- Si ves que a tu bebé le sale un bultito en la zona del ombligo o, como algunas familias dicen, «le sale el ombligo», puede ser que tenga una hernia umbilical.
- Ocurre porque en la barriga del bebé, entre los músculos, queda un agujero por el que puede pasar el intestino.
- A veces solo se ve el bulto cuando llora o hace fuerza (tose, hace caca...).
- Es frecuente: afecta a 1 de cada 5 recién nacidos.
- Se ve a los 15 días aprox., cuando cae el cordón umbilical.
- Normalmente no duele.
- Un 90 % se cierran solas entre los 4-5 años, aunque las que miden más de 1,5-2 cm es menos probable que se cierren.
- Si a los 4 años sigue habiendo hernia, el pediatra deriva al cirujano pediátrico para que valore si es recomendable operar.
- Es muy raro que ocurran complicaciones, que el intestino pase a través de este agujero y no pueda salir (INCARCERACIÓN, que puede ser muy grave). Si ocurre, normalmente el bebé llora de dolor, vomita, no quiere comer...

TIENE ACNÉ NEONATAL

- Son unos granitos que salen, casi siempre, solo en la cara.
- Aparecen a los 15 días aprox. y se van en 2-3 meses.
- El 20 % de los bebés los tienen.

TIENE UNOS PEQUEÑOS QUISTES DE MILLIUM

- Son unas perlas blancas de 1-2 mm en la nariz, barbilla...
- Se van solos más o menos al mes.
- Se dan en el 40 % de los bebés.

TIENE UN EXANTEMA TOXOALÉRGICO

- Es un granito rojo en medio de una zona de la piel también enrojecida.
- Aparece a las 24-48 h y se va sobre el día 10.
- 1 de cada 3 bebés lo tiene.

TIENE UNA MELANOSIS PUSTULOSA

- Son unos granitos que se rompen y dejan la piel descamada y alguna mancha oscura.
- Puede aparecer en cualquier lugar y tardar meses en irse.

TIENE UNA MANCHA AZUL, MONGÓLICA O DE BALTZ

- Algunos bebés nacen con esta mancha azulada que puede estar solo en el sacro (final de la espalda) o llegar incluso a los hombros, brazos...

TIENE UNA MANCHA ROSADA

- También llamada picotazo de cigüeña o beso del ángel: es una mancha rosada en párpados, entrecejo, encima del labio, nuca...
- Aparece durante las primeras horas de vida y casi siempre desaparece (sobre los 2 años).

TORTÍCOLIS

- Algunos bebés nacen con tortícolis y casi siempre ocurre por la postura del bebé en la barriga o debido al parto (parto difícil o que ha necesitado fórceps, ventosa...).
- Se nota porque el bebé suele mirar siempre hacia el mismo lado y le cuesta hacerlo hacia el contrario. En consecuencia, puede tener un lado de la cabeza más plano.
- El tratamiento depende de la gravedad, pero casi siempre es suficiente con unos ejercicios físicos y unas recomendaciones posturales (fisioterapeuta pediátrico).
- La evolución suele ser buena.

CRIPTORQUIDIA

- Significa que el testículo «no ha bajado» y no se encuentra en la bolsa del escroto.
- No ocurre por un motivo concreto, sino por muchos: genética, forma del cuerpo, hormonas...
- Se da en un 3 % de los recién nacidos y la mayoría se resuelve en los primeros 6 meses. Si no, se deriva al cirujano pediátrico porque se recomienda operar antes de los 12 meses.
- Si no «bajan» y no se opera, puede disminuir la fertilidad, aumentar mucho la probabilidad de cáncer...

METATARSO ADUCTO O VARO

- Es la deformidad del pie más frecuente en recién nacidos: afecta a entre 1-6 de cada 1.000 bebés.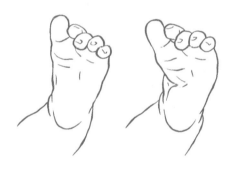
- La zona del pie donde están los dedos (antepié), en lugar de estar en línea con el resto del pie, se va hacia dentro (mira hacia el otro pie).
- En el 50 % de los casos afecta a los dos pies.
- La mayoría se corrige solo (85 % a los 3 meses).
- Si la deformidad es flexible, pueden hacerse ejercicios en casa o con el fisioterapeuta.
- Si es rígida (el pie no es flexible y con tus manos y una fuerza suave no puedes enderezarlo), es posible que se recomiende un tratamiento con yesos u órtesis. Es raro que haya que operar.

PIE EQUINOVARO O ZAMBO

- Ocurre a 1-3 de cada 1.000 recién nacidos y el 50 % es bilateral.
- Es más frecuente en niños que en niñas.
- Los pies están girados; si es bilateral, las plantas de los pies se miran.
- No está claro por qué se produce, se cree que por varios factores: es hereditario, se da en desarrollo fetal, etc.
- Puede asociarse a otras alteraciones: espina bífida, displasia evolutiva de cadera, distrofia miotónica...
- El tratamiento habitual es con yesos y cirugía.

TIENE UN HEMANGIOMA

- Se trata de un tumor benigno que, a la vista, parece un pequeño bulto de color rosa intenso/fresa, y es el tumor benigno más frecuente en la infancia (lo tienen hasta el 10 % de los bebés menores de 1 año).
- Ocurre porque un grupo de vasos sanguíneos ha crecido más de la cuenta.
- Solo el 30 % se ven al nacimiento, la mayoría aparecen durante las primeras semanas o meses de vida.
- Es más frecuente en niñas, bebés caucásicos, prematuros y en bebés que nacen con peso bajo.
- Casi siempre aparecen en la cabeza o el cuello.
- A veces, se realizan pruebas si hay muchos, si son grandes o están localizados en ciertas zonas (p. ej., cerca del ojo).
- Puede que su tamaño crezca los primeros meses, después suele disminuir y acaba desapareciendo total o parcialmente sin tratamiento.
- Solo un 12 % necesita tratamiento.

TIENE FIEBRE

- Durante los primeros 3 meses de vida, si un bebé tiene fiebre, hay que consultar. El primer mes de vida hay que ir a urgencias.
- Se considera fiebre una temperatura axilar de 37,5 °C o rectal de 38 °C. Normalmente, en casa solo se revisa la axilar con un termómetro digital o de Galistan; en el hospital se confirma la temperatura midiéndola en el recto (mejor que lo haga un profesional sanitario).
- A veces, los bebés pueden alcanzar una temperatura axilar de 37,5 °C por estar demasiado abrigados. Comprueba que no sea así, pero si tienes dudas, mejor consulta.

ESTÁ MUY AMARILLO

- Los primeros días los bebés suelen ponerse algo amarillos.
- Si crees que va a más, afecta a las piernas, palmas o plantas, las lágrimas son amarillas, la orina negra o las cacas son totalmente blancas, consulta.
- Ver pág. 60, «Te pueden decir que...» (ictericia).

LLORA MUCHO, ESTÁ IRRITABLE

- Un bebé llora por muchas causas: hambre, dolor, frío o calor, incomodidad, necesidad de contacto contigo...
- Si está muy irritable, llora y cuesta consolarlo, debes consultarlo.

NO HACE PIPÍ

- Los bebés pueden hacer solo 1-2 pipís al día hasta que mamá tiene la subida de la leche.
- A partir del tercer o cuarto día, suelen mojar hasta 6 pañales diariamente y un mínimo de 4.
- Durante la primera semana puede que veas unos restos de color rojo teja en el pañal; se llaman CRISTALES DE URATO y no es sangre. Indica que la orina está muy concentrada, probablemente porque hace poco pipí. Es normal que ocurra alguna vez la primera semana, pero si lo ves con frecuencia o el bebé hace menos de 4 pipís al día, debes consultar. Puede que este algo deshidratado y no esté comiendo lo suficiente.

CACAS: NO HACE, HACE MUCHAS, SON DE COLOR...

- Durante las primeras 48 h, el bebé debe hacer su primera caca a la que llamamos MECONIO (el 90 % la hace en las primeras 24 h). Es una deposición negra, pegajosa y espesa, parecida al petróleo.
- Poco a poco, las cacas se vuelven verdosas (los primeros 3-5 días pasan del negro al negro-verde y verde) y, finalmente, habitualmente a partir del día 5, pueden ser amarillas, naranjas, marrones o continuar algo verdosas.
- El número de cacas al día cambia mucho en función de si el bebé toma LM o leche de fórmula. Los primeros días puede que el bebé solo haga una caca diariamente.
- Si toma LM:
  - Las cacas suelen ser de color amarillo-mostaza o naranja, semilíquidas y con algunos grumos que parecen semillas (como un puré colado). Escala de Bristol 6, 6-7.*
  - Desde el día 2 hasta las 3 semanas suelen hacer caca cada vez que comen, entre 3 y 10 al día aprox. Es muy variable.
  - A partir de las 3 semanas (algunos tardan más, 6 semanas) pueden hacer solo dos cacas al día o incluso solo 1 cada 15 días.
  - Si tu bebé come, engorda y las cacas no son duras, sino que son tan pastosas o líquidas como siempre, no es preocupante, ya que la LM puede generar menos residuo. Además, el intestino del bebé ha madurado durante este tiempo y es capaz de absorber más cantidad de nutrientes.
- Si toma leche de fórmula:
  - Las cacas suelen ser de color naranja, marrón o verde, algo más espesas que las del LM, pastosas. 5-6 en la escala de Bristol.
  - A esta edad, suelen hacer 3-4 cacas al día y, a partir de las 3 semanas, pueden hacer solo 1.
  - Si hace pocas a la semana y, además, parece que tenga dolor cuando las haga o son duras, hay que consultar.

ESCALA DE BRISTOL*		
Tipo 1		Pedazos duros, separados, como **nueces** (difícil excreción)
Tipo 2		Con forma de salchicha, pero grumosa (**compuesta de fragmentos**)
Tipo 3		Con forma de salchicha, pero con **grietas** en la superficie
Tipo 4		Con forma de salchicha (o **serpiente**), pero lisa y suave
Tipo 5		Trozos **pastosos** con bordes bien definidos
Tipo 6		Pedazos **blandos** y esponjosos con bordes irregulares
Tipo 7		Acuosa, sin pedazos sólidos, totalmente **líquida**

- Normales: color amarillo, naranja, marrón y verde.
- No normales:
  › Color rojo, negro, blanco.
  › Tan líquidas como el pipí.
  › Acintadas (parecen cintas, como tallarines).
  › Con restos de sangre.

• **¿Es normal que tome el pecho y las cacas sean verdosas?**
  - Puede ser normal, pero también puede ocurrir que el bebé no esté vaciando bien el pecho al succionar y esté tomando solo la leche del principio de la toma que tiene menos grasa (menos calorías y más lactosa).

• **También puede pasar:**
  - Si toma hierro, las cacas pueden ser negras.
  - Si tiene una irritación en el ano (dermatitis del pañal), puede haber restos de sangre en las cacas y que esa sangre provenga de la piel.

CACAS: NO HACE, HACE MUCHAS, SON DE COLOR...

- Que tenga diarrea: a veces es difícil saberlo, pero normalmente:
  › Aumenta el número de cacas que hace al día.
  › La consistencia es más líquida de lo habitual.
  › Son cacas «explosivas»; de repente, sale mucha cantidad.
  › A veces, traspasan el pañal y manchan la ropa, la espalda...

NO ENGORDA

- Los bebés pierden peso al nacimiento; es normal.
- Empiezan a ganar peso alrededor del día 5, la mayoría han recuperado el peso del nacimiento a los 14 días y, a partir del 15, suelen engordar una media de 20 g al día.
- El primer mes de vida suelen engordar 150-250 g a la semana.
- Mi bebé, de repente, toma con más frecuencia, ¿será que no tengo suficiente leche?
  - A medida que el bebé crece, es posible que notes que come más cantidad y aguante más tiempo sin comer entre tomas.
  - También puede que un día, de repente, reclame el pecho o el biberón con más frecuencia, incluso puede que lo haga cada hora y succione más tiempo.
  - Se conoce como CRISIS DE LACTANCIA y ocurre por motivos diversos, no solo coinciden con brotes de crecimiento, aunque, en el caso de los bebés que toman leche de fórmula, sí puede coincidir.
  - La primera crisis normalmente ocurre entre los días 17-20 y coincide con un brote de crecimiento. El bebé, de un día para otro, necesita tomar más leche y aumenta tu producción al pedir mamar más veces y más tiempo.

- Es muy llamativo y puede resultar angustiante, pero si el bebé engorda y hace pipí y caca, puedes estar tranquila, ponlo con frecuencia al pecho y pasará en unos días.
- La lactancia funciona de una forma muy sencilla: cuanto más mama el bebé, más leche produces; así que el bebé reclama el pecho con frecuencia cuando necesita aumentar tu producción de leche.

Si toma pecho, ¿cómo sé si está comiendo?
- Si hace caca: puede que haga caca tras cada toma, aunque también sería normal que hiciera menos.
- Si hace pipí: a partir del 3-4 día de vida hacen entre 5 y 6 pipís al día y un mínimo de 4. La orina es de color pálido.
- Si oyes cómo traga leche al mamar.
- Si está tranquilo y satisfecho después de la toma.
- Si aumenta de peso.
- Si el pecho está más blando después de cada toma que antes de la toma, o está totalmente blando después.

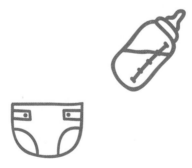

LE CUESTA RESPIRAR

¿Cómo sé que le cuesta respirar?

* Respira más rápido de lo habitual, al respirar se le marcan las costillas, abre las fosas nasales, hunde el espacio que hay entre las clavículas o sobre estas, saca mucho el abdomen...
* Muchos bebés también dejan de comer, comen menos o se cansan al hacerlo.
* Pueden ponerse algo azules o no respirar durante más de 10 segundos.

¿Por qué le cuesta respirar?

* Un bebé muy pequeño puede tener dificultades para respirar tan solo por tener mocos en la nariz, ya que únicamente saben respirar por la nariz.
* También podría ser por: una infección respiratoria baja (bronquiolitis), alguna alteración en el corazón (menos frecuente), del pulmón, etc. En estos casos, siempre hay que consultar.

No es lo mismo dificultad para respirar que...

* Respiración periódica (ver página 21).
* RINITIS DEL LACTANTE:
  - Algunos bebés, durante las primeras semanas, hacen un ruido por la nariz, sobre todo por las noches, como un ronquido.
  - El bebé no está resfriado; lo que ocurre es que la mucosa de la nariz se inflama.
  - Este ronquido es más frecuente en niños que en niñas.
  - Normalmente, no dificulta comer ni dormir y no es necesario tratarlo o, como mucho, se puede aplicar una gotita de suero nasal.
  - Si crees que el bebé no puede respirar, comer o dormir bien por este problema, debes consultar.

SOMNOLENCIA

- Algunos bebés comen y vuelven a dormir en ciclos de 3-4 h y otros duermen y duermen y duermen y les cuesta mucho despertar (sobre todo los primeros días).
- En ocasiones ocurre porque no están comiendo lo necesario (a veces dificultades en la LM), pero otras es la consecuencia de un parto difícil.
- En estos casos, siempre hay que consultar para valorar las tomas de lactancia y descartar otros problemas o enfermedades.

FONTANELA HUNDIDA O MUY SOBRESALIENTE

- Fíjate en cómo suele estar siempre la fontanela —normalmente unos milímetros por debajo de los huesos de la cabeza— y tómalo de referencia.
- Si un día la notas muy sobresaliente o muy hundida, consulta, sobre todo si el bebé tiene vómitos, diarreas, no come o está irritable.

CATARRO

- Si durante el primer mes tu bebé está acatarrado, consulta a tu pediatra.
- Lo habitual es que no sea nada grave, pero es muy pequeño y por cualquier infección es recomendable acudir a consulta.

INFECCIÓN DEL CORDÓN UMBILICAL

- Si alrededor del cordón la piel se pone roja, hinchada, tiene una secreción maloliente amarillo-verdosa o duele, consulta siempre al pediatra (ver página 22).

VOMITA

- Los vómitos explosivos frecuentes pueden ser un síntoma de una afección llamada ESTENOSIS PILÓRICA HIPERTRÓFICA (EPH), que ocurre en alrededor de 1 de cada 500 bebés.
- Puede confundirse con reflujo, pero los vómitos tienen más fuerza que un reflujo y empeoran.

«Que tu bebé llore y no puedas hacer nada por calmarla».

Describiría los 6 primeros meses de vida de mi hija con una sola palabra: «llanto».

De estos meses recuerdo:

- Lo interminable que puede ser 1 hora con un bebé que llora.
- Lo frustrante que es cantarle, mecerle, darle el pecho, cambiarle, pasearle... y que nada le calme.
- La sensación angustiante de no saber nunca qué pasará esta noche... ¿Llorará de las 19 h a las 3 h de la mañana u hoy se dormirá a medianoche?
- Que todos me conocieran en el parque porque me veían horas y horas paseando con ella en la mochila porque era lo único que la calmaba (y no siempre).
- Bajar con mi marido a la calle a las 3 h de la mañana con la bebé en la mochila y ponernos a correr, porque con un paseo no bastaba para que durmiera.

Si estáis en una situación similar, os envío toda mi fuerza y ánimos, lo estáis haciendo lo mejor posible.

2

De 1 a 6 meses

CÓMO ES I

SENTIDOS

VISTA

- ¿Cómo ve un bebé al mes?
  - Empieza a mirarte concentrándose brevemente en ti.
  - Se fija en objetos de colores brillantes a una distancia de hasta 1 m.
  - A las 5 semanas, el 50 % de los bebés distinguen a mamá; el 95 % a los 3 meses y medio.
- ¿Cómo ve un bebé de los 2 a los 4 meses?
  - Es normal que bizquee en algunos momentos pocos segundos, pero no que los ojos nunca estén alineados.
  - Entre los 2-3 meses suele ser capaz de seguir un objeto en movimiento, se interesa más por las formas y puede identificar caras familiares incluso a cierta distancia.
  - A las 9 semanas, el 50 % de los bebés se miran las manos; el 95 % a los 5 meses.
  - A los 2 meses y medio, el 50 % es capaz de perseguir con la mirada un objeto en vertical; el 95 % a los 4 meses y medio.
  - A los 3 meses, puede ser capaz de golpear un objeto que ve.
  - Entre los 3-4 meses, la mayoría de los bebés pueden enfocar la vista sobre objetos más pequeños y diferenciar entre algunos colores, sobre todo entre rojo y verde. Ven mejor los colores vivos y peor los suaves o pastel.
  - A los 4 meses, los ojos empiezan a trabajar mejor juntos; gracias a eso, entre los 4- 5 meses, el bebé desarrolla la percepción de profundidad (ve mejor en 3D) y suele dejar de bizquear.
- ¿Cómo ve un bebé a los 5 meses?
  - Tiene mejor visión de los colores: puede distinguir entre varios colores distintos.
- ¿Y a los 6 meses?
  - Ya no debería observarse ningún estrabismo; no debería bizquear.
- ¿Cómo ve un bebé prematuro?
  - Su desarrollo visual se basa en la fecha probable de parto (edad corregida).

EL COLOR DE LOS OJOS

- La mayoría de los bebés nacen con los ojos de color gris claro o azules.
- Durante los primeros meses, este color va cambiando y entre los 6 y los 12 meses se define.
- ¿Por qué cambia el color de sus ojos?
  - Depende de una proteína, la melanina, que segrega unas células llamadas melanocitos: la cantidad de melanina que segreguen estas células definirá el color de los ojos: azul (poca melanina), verde (algo más de melanina) o marrón (mucha más melanina).

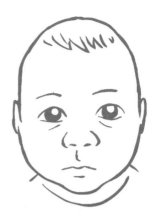

OÍDO

- ¿Cómo oye?
  - El bebé oye desde que está en la barriga: el corazón, los movimientos intestinales, la voz de mamá... Todos estos ruidos le calman.
  - A esta edad parece responder mejor a las voces agudas. Por eso, la mayoría de los adultos subimos el tono de forma instintiva.
  - Al bebé le gusta mucho que le hablen, pero también escuchar música.
  - Si tu bebé hace algún ruido o balbucea, escúchale como si te estuviera hablando y, cuando termine, repite tú ese sonido y contéstale.

GUSTO

- Las papilas gustativas del bebé se forman durante los primeros meses de gestación.
- Los bebés prefieren los sabores dulces a los agrios o amargos (¡la leche materna es dulce!).
- Lo que come mamá hace que cambie un poco el sabor de la leche materna y el bebé ya prueba sabores distintos.

CÓMO ES II

SENTIDOS

OLFATO

- Al comienzo del desarrollo fetal los bebés ya son capaces de oler.
- Los recién nacidos prefieren el olor de su mamá, especialmente el de la leche materna.

TACTO

- El contacto físico es muy importante para el bebé, tanto que puede llorar solo por no estar en contacto contigo. Es completamente normal: depende de ti para sobrevivir y necesita tu contacto para desarrollarse.
- El «piel con piel» tiene muchos beneficios:
  - El llanto del bebé disminuye.
  - Los niveles de glucosa (azúcar) en sangre aumentan.
  - Mayor estabilidad cardiorrespiratoria.
  - Ayuda a mantener y promover la lactancia materna.
  - Medida de analgesia: el contacto piel con piel durante un procedimiento doloroso —como una vacuna— parece ser eficaz.
  - Contribuye a crear vínculo e interacciones beneficiosas entre mamá/papá y bebé.
  - Estimula el tacto y la propiocepción del bebé.
- Para ayudarle a desarrollar el sentido del tacto:
  - Practica el «piel con piel».
  - Hazle caricias y masajes, y explícale qué parte del cuerpo estás tocando.
  - Permítele que toque objetos de distintas texturas, formas, temperaturas, pesos y tamaños.

> ¡ATENCIÓN! Siempre con precaución, sobre todo con los objetos pequeños y de diferentes temperaturas por el riesgo de atragantamiento o quemadura.

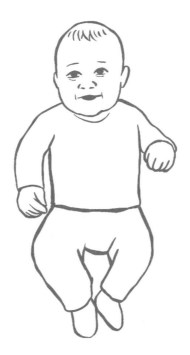

- ¿Cosquillas?
  › Depende:
    • Puede que no le resulten agradables los primeros meses.
    • Hasta los 8-9 meses, el bebé tiene más sensibilidad en los pies que en las manos y pueden resultarle desagradables las cosquillas intensas en los pies. ¿Quizá mejor muy suaves...? ¡Pruébalo!
    • A cierta edad, es posible que notes que se ríe si le haces cosquillas suaves en algunas zonas. Cada bebé ríe más en una zona: cuello, costillas, barriga, manos, pies...
    • Si el bebé está cansado, tiene sueño, llora..., es posible que se enfade si le haces cosquillas.

CRECIMIENTO

- Durante los primeros meses, el bebé crece bastante rápido.
- ¿Qué son los percentiles?
  - Todos los bebés suelen crecer y engordar alrededor de un percentil; no son máquinas, así que no lo siguen a la perfección, pero sí suele observarse que sus medidas están alrededor de una línea.

  - Un ejemplo: al mes, un bebé tiene el peso en el percentil 25; eso significa que el 25 % de los bebés pesan menos que él y el 75 %, más.
    - › ¿Es malo estar en el percentil 25? ¿Significa que pesa poco?
      - No es malo. Es igual de bueno tener un peso en el percentil 25 que en el 75, siempre y cuando el bebé vaya engordando alrededor de ese percentil.
        - → Otro ejemplo: podría **no** ser normal que un bebé de 4 meses, con un peso en el percentil 90 desde el nacimiento, de repente a los 5 meses baje a un percentil de 50 y se mantenga allí.
        - → Hay bebés que bajan de peso porque empiezan la escuela y cogen infecciones, porque les han ingresado o sometido a una cirugía. Pero también puede haber otras causas, como una alergia a la proteína de la leche, una alteración en las hormonas del tiroides, una infección de orina... Cuando un bebé baja de peso, se suelen pedir pruebas.

- ¿Es cierto que, a veces, los bebés crecen mucho «de golpe»?
  - Sí, hay bebés que crecen de forma muy regular y otros que lo hacen en «brotes de crecimiento».
  - Son momentos en los que los bebés crecen más rápido y pueden estar más inquietos y comer con más frecuencia o más cantidad (algunos quieren mamar constantemente o cada hora; puede ocurrir también si toman biberón).

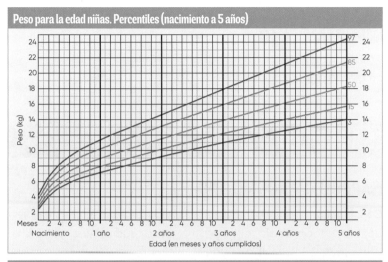

Peso para la edad niñas. Percentiles (nacimiento a 5 años)

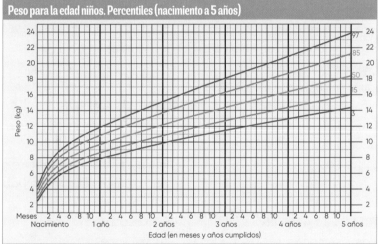

Peso para la edad niños. Percentiles (nacimiento a 5 años)

IMPORTANTE: a los 4 meses:

- Empezarás a oír hablar de introducir otros alimentos; pero tranquila, aún no toca.
- Entonces ¿cuándo debo hacerlo? A los 6 meses se inicia, si es posible, la alimentación complementaria. Ver pág. 156, «Alimentación complementaria».

CRECIMIENTO II

COMPORTAMIENTO

- Le gusta mirarte, escucharte, hacer ruidos, escuchar música...
- También le agrada que le hables, acaricies o abraces.

DESARROLLO

DESARROLLO PSICOMOTOR*

A LOS 2 MESES:

- Acostado boca abajo, el bebé puede levantar la cabeza y el pecho.
- Tiene un buen control de la cabeza cuando lo llevan en brazos en la postura de sentado.
- Algunos reflejos, como el de Moro, empiezan a desaparecer.
- Abre y cierra las manos.
- Sonríe a mamá en respuesta a sus caricias.

ENTRE LOS 2 Y 4 MESES:

- A las 7 semanas, el 50 % de los bebés atiende una conversación (cuando les hablas, te escuchan); el 95 % a los 4 meses y medio.

- A los 2 meses, el 50 % empieza a juntar sus manos; el 95 % a los 4 meses.
- A los 2 meses, el 50 % apoya su peso en los antebrazos; el 95 % a los 4 meses y medio.

SOBRE LOS 4 MESES:

- Algunos bebés balbucean para atraer tu atención.
- Sonríe, grita o hace pedorretas.
- Hace ruiditos cuando le hablas para responderte.
- Gira la cabeza buscando al escuchar voces.
- Tiene diferentes llantos: para el hambre, el cansancio, el dolor...
- Se lleva las manos o juguetes a la boca.

* Algunos niños no cumplen todas las acciones de la lista a la edad especificada, sino que lo hacen un poco antes o después; entra dentro de la normalidad.

- Sonríe si le haces cosquillas o si le ocurre algo agradable.
- Se emociona y activa cuando se acerca mamá/papá o la persona de referencia.
- Empieza a predecir las rutinas: p. ej., flexiona las piernas cuando le vas a cambiar el pañal o se calma cuando le colocas en la postura de mamar.

ENTRE LOS 3 Y 6 MESES:

- A los 2 meses y medio, el 50 % ríe a carcajadas; el 95 % a los 5 meses y medio. No hay que agobiarse, ya que depende mucho del carácter del bebé.
- A los 4 meses y medio, el 50 % dirige la mano hacia un objeto; el 95 % a los 5 meses y 3 semanas.
- A los 5 meses y medio, el 50 % es capaz de cambiar un objeto de mano; el 95 % a los 8 meses.
- A los 4 meses, el 50 % empieza a flexionar el cuello como si hiciera abdominales, parece que quiere sentarse; el 95 % a los 7 meses y medio.

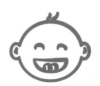

SUEÑO I

CARACTERÍSTICAS A ESTA EDAD

• Hasta los 2-3 meses, el sueño se inicia como SUEÑO ACTIVO: justo cuando el bebé se queda dormido (o cuando hace un despertar y vuelve a dormirse), este puede moverse, hacer ruidos o movimientos de chupeteo.

> – ¿Por qué es importante saberlo?
> › Sin querer, muchos padres despiertan al bebé durante la noche cuando escuchan alguno de estos ruidos en la fase de sueño activo; creen que se ha despertado cuando no es así.

– Entonces, si oigo que hace ruiditos, ¿debo esperarme?
  › Sí y no. No tardes mucho en atender a tu bebé si se despierta porque corres el riesgo de que se desvele y luego cueste más tiempo que se vuelva a dormir.

• Entre las 6 semanas y los 3-4 meses, se establece un periodo de sueño más largo por la noche, de unas 5-6 h.
  – ¿Quiere decir que el bebé dormirá de 0 a 6 h?
    › No, no suele ser así. Habitualmente, este periodo de sueño prolongado suele ser al principio de la noche, de 20 h a 1-2 h.
    › Si tu bebé se despierta mucho por la noche y estás cansada, es recomendable que te acuestes pronto con él. Asistir a cinco despertares de 1 a 7 h habiendo dormido ya 5 ¡es mucho más llevadero!

• A los 3-4 meses aprox., aparecen nuevas fases del sueño: en lugar de solo dos —fase activa o REM y pasiva o NREM—, ahora su sueño se parecerá algo más al de un adulto (fase 1, 2, 3 y REM).
  – Este cambio puede conllevar microdespertares entre fase y fase, y algunos bebés te necesitan para volverse a dormir.
  – A esta etapa de más despertares se la conoce como REGRESIÓN DE SUEÑO.

HORAS DE SUEÑO AL DÍA (DATOS Y MEDIAS)

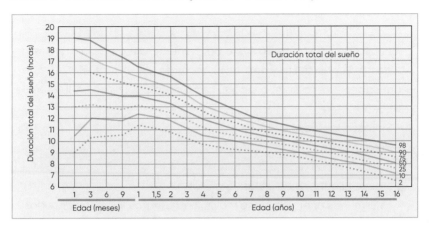

- Un bebé de 3 meses suele dormir 10-11 h de noche y 5-6 h de día. En total, unas 15 h al día.
- Un bebé de 6 meses suele dormir 10-11 h de noche y 3-4 horas de día. En total, unas 14 h al día.
- Existen percentiles de sueño y estos datos corresponden a las medias.
- Los bebés suelen tardar unos 20-30 min en dormirse.

SIESTAS
- Hasta los 4-5 meses, las siestas pueden ser muy irregulares: un bebé puede dormir pocas siestas de mucha duración y otro puede dormir poco durante el día.
- A partir de los 4-6 meses, los bebés suelen hacer 3 o 4 siestas.
- A los 6 meses, es común que hagan 3 siestas.
- Entre los 6-9 meses, pasan de hacer 3 siestas a hacer 2.

RUTINAS
- Las rutinas aportan seguridad y tranquilidad al bebé.
- Si cada día haces lo mismo a la hora de dormir, el bebé asocia esos momentos (canciones, caricias...) con el sueño y así le resulta más fácil dormirse.

SUEÑO II

VENTANAS DE SUEÑO

- ¿A qué se le llama «ventana de sueño»?
  - Al tiempo que un bebé suele permanecer despierto entre siesta y siesta o entre siesta y descanso nocturno.
- Para saber cuánto tiempo está tu bebé despierto, fíjate en sus señales de sueño:
  - Se rasca los ojos.
  - Bosteza.
  - Sus ojos están algo rojos o llorosos.
  - Mueve la cabeza de un lado para otro.
  - Está menos enérgico, hace movimientos lentos, parece cansado.
  - Se toca las orejas.
  - Se frota la cara.
- Está demasiado cansado si:
  - Está más irritable o llora.
  - Está demasiado activo.
- ¿Cuáles son, aproximadamente, las ventanas de sueño por edad?
  - Recién nacido: 30-60 min.
  - 2-3 meses: 1,5-2 h (aunque hasta los 5 meses puede ser muy irregular).
  - 4-5 meses: 1,5 - 2,5 h.
  - 6 meses: 2-3 h.
  - Algunos bebés tienen una ventana de sueño más corta entre el despertar de la mañana y la primera siesta.

> - P. ej.: un bebé de 5 meses que duerme 4 h de día y 11 h de noche:
>   › Se despierta a las 7 h.
>   › Ventana de sueño de 1,5 h (aguanta despierto 1,5 h).
>   › Primera siesta a las 8.30 h (dura 30 min y se despierta a las 9 h).
>   › Ventana de sueño de 2 h.
>   › Segunda siesta a las 11 h (dura 2 h y se despierta a las 13 h).
>   › Ventana de sueño de 2 h.

> › Tercera siesta a las 15 h (dura 1 h y se despierta a las 16 h).
> › Ventana de sueño de 2 h.
> › Cuarta siesta a las 18 h (dura 30 min y se despierta a las 18.30 h).
> › Ventana de sueño de 2 h.
> › A las 20.30 h se acuesta para dormir hasta el día siguiente.

DESPERTARES

- La media de despertares al mes es de 9.
- La media de despertares a los 12 meses es de 4,5.
- Si tu bebé se despierta mucho...
  - Puede ser normal, estamos hablando de medias.
  - Mientras descanséis bien y el bebé esté tranquilo, lo más probable es que sea algo normal.
    - › Revisa las ventanas de sueño y señales de cansancio; a veces, mejorando los horarios los despertares se reducen drásticamente.
  - Si se despierta mucho y está irritable, consulta al pediatra: a veces, se trata de un reflujo que causa dolor, una alergia a la leche, dermatitis atópica u otra enfermedad que está interfiriendo en su sueño.

> Si se despierta y está tranquilo y descansado, pero tú lo llevas mal, es recomendable hacer turnos durante la noche con la pareja, dormir siestas de día (pide ayuda) y, MUY IMPORTANTE, acuéstate a la misma hora que el bebé.

- Algunos consejos si el bebé se despierta de noche...
  - Sé «aburrida/o»: no lo estimules, ni juegues ni le hables mucho. Justo antes de la hora de dormir, tampoco es adecuado estimularlo con cosquillas u otros juegos muy activos.
  - No enciendas luces potentes e intenta mantener una iluminación tenue antes de ir a dormir y en los despertares nocturnos.
  - Si es posible, gestiona los despertares nocturnos dentro de la habitación (no salgas al comedor, al coche, a la calle a pasear, etc.).

SUEÑO III

REGRESIONES

- ¿Qué es una «regresión»?
  - Una época en la que el bebé duerme peor: se despierta más, tarda más en dormirse o directamente no quiere hacerlo.
  - Suele durar unas 3-6 semanas.
  - No afecta a todos los bebés por igual: algunos no presentan ninguna regresión y otros, todas; a algunos les dura 2 días y a otros, 2 meses.
- A las 6 semanas:
  - Coincide con el brote de crecimiento y la crisis de lactante.
  - El bebé es más consciente de su entorno y quiere mirar e interactuar.
  - Los despertares aumentan.
- A los 4 meses:
  - El bebé pasa de 2 a 5 fases de sueño.
  - Le cuesta enlazar fase y fase de sueño y se despierta; puede despertarse irritable o enfadado.
  - Algunos bebés se resisten a dormir.

DUDA FRECUENTE

- *¿Le despierto para comer?*
  - Si tu bebé ha recuperado el peso del nacimiento y la lactancia está establecida, no es necesario.
    › La lactancia suele estar establecida en 1-2 meses aprox.

    > › Es importante porque la succión nocturna es un estímulo muy potente para la producción de leche.

    › El bebé suele haber recuperado el peso a los 15 días.

ALGUNAS CURIOSIDADES

- Muchísimos factores influyen en el sueño:
  - Los bebés de cesárea programada suelen despertarse más.
  - Algunos bebés con altas capacidades duermen menos horas al día.
  - El apego.

- El estilo parental.
- El ambiente.
- La genética.
- La exposición al ruido.
- La exposición a la luz.

ALGUNOS MITOS

- *«Que no haga siesta, así dormirá más por la noche».*
  - Falso. Cuando un bebé no duerme de día las horas que necesita, suele dormir peor (peor calidad del sueño) y despertarse con más frecuencia por la noche.
  - Muchos padres consultan porque su bebé se despierta muchísimas veces; solo ajustando ventanas de sueño y horarios el bebé se despertará mucho menos.

- *«No es normal que solo quiera dormir contigo».*
  - Por supuesto que es normal que un bebé quiera dormir con sus padres, incluso mientras los tocas o están encima de ti.
  - El contacto físico le aporta seguridad: un bebé nace con el instinto de sobrevivir y no puede hacerlo solo, necesita a sus padres.
  - Se ha demostrado que el «piel con piel» mejora la saturación de oxígeno, la frecuencia cardiaca, la tensión arterial y su desarrollo neurológico.

  > ¡Atención a la forma de dormir juntos! Ver pág. 48-51 «Colecho y SMSL».

- *«Añade cereales al biberón, dormirá más».*
  - Falso. Se ha estudiado y no se ha encontrado relación entre la toma de cereales en el biberón y las horas de sueño.
  - El bebé no duerme más por tomar cereales o cenar mucho. Debe cenar lo que necesite, según su hambre o saciedad, ni más ni menos. Si cena de más, tampoco dormirá bien.
  - No se recomienda beber líquidos que incluyan alimentos. Tomar leche con cereales añadidos aumenta muy rápidamente el azúcar en sangre, incrementando el riesgo de obesidad y diabetes.

ALGUNOS MITOS

- *«Quítale la teta para que duerma mejor».*
  - Algunas familias necesitan preparar biberones de noche para que el bebé vuelva a dormirse; la teta es más práctica, no tienes que levantarte a prepararla.
  - Muchas mamás dan el pecho mientras duermen y no llegan a saber realmente cuántas tomas ha hecho el bebé por la noche, pues llegan a coordinar sus despertares con los del bebé.
  - Algunos bebés se despiertan de noche y se desvelan, y el despertar puede durar horas. La teta es un recurso fácil para evitar que esto ocurra.
  - No se ha demostrado que destetar al bebé reduzca el número de despertares.
  - Dormir cerca del pecho de mamá ayuda al bebé a regular la temperatura.

- *«Hasta que no lo saques de tu habitación, no dormirá».*
  - No es cierto que el bebé que duerme con sus padres se despierte más.

  > - Es recomendable que duerma en la habitación de sus padres durante el primer año (mínimo hasta los 6 meses) por riesgo de SMSL.

  - Se aconseja decidir el momento de pasar al bebé a otra habitación según el estilo de crianza, no según los despertares, ya que la situación puede empeorar (y que acabes levantándote y —desvelándote— para atenderle).

- *«Déjale llorar, así dormirá bien».*
  - Se ha demostrado que dejar llorar al bebé y no atenderle puede tener repercusiones en el vínculo y la salud emocional.
  - El bebé no puede comunicarse con palabras; el llanto es una forma de expresión y comunicación.
  - Si no se atiende a un bebé que llora, este aprende que llorar no es efectivo (no acude mamá o papá) y deja de hacerlo, pero sigue igual de estresado (el cortisol en sangre sigue elevado).

- *«Dale unas gotas para que duerma».*
  - Algunas familias buscan una solución farmacológica para mejorar los despertares nocturnos del bebé.
  - Esta decisión siempre debe tomarse juntamente con el pediatra.
  - Se valora el uso de melatonina, pero:
    › No se recomienda en menores de 12 meses por no existir estudios en menores de 1 año.
    › El tratamiento debe usarse únicamente en bebés con patología del sueño.
    › Si se medicaliza a un bebé sin necesidad de hacerlo, se normaliza que tome medicación para dormir y así lo entenderá él.
    › No hay estudios sobre los efectos secundarios a medio y largo plazo de la melatonina en bebés (no sabemos qué consecuencias puede tener).
    › Algunos bebés presentan efectos secundarios a corto plazo: náuseas, dolor de cabeza, mareos...
    › La melatonina a dosis altas puede producir efectos secundarios graves como sedación y depresión respiratoria.

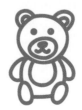

CHUPETE I

- No todos los bebés usan chupete ni deben hacerlo; es y debe ser decisión de cada familia. Algunos bebés rechazan el chupete; en ese caso, no debes forzar a que lo usen.

PROS DEL USO DEL CHUPETE

- Es un factor protector frente a la muerte súbita (SMSL); no se sabe el motivo, pero reduce el riesgo.

> Es importante tenerlo en cuenta en bebés que no toman el pecho, ya que la LM es un factor protector del que no se benefician.

- Ayuda a conciliar el sueño (también la LM, por supuesto).
- Al igual que la LM, calma el dolor, el estrés...
- Puede retirarse. Esto es una ventaja (frente a la succión del dedo, que no puede retirarse).
- Permite la succión no nutritiva (no para alimentarse) en bebés que no toman el pecho.

CONTRAS DEL USO DEL CHUPETE

- Podría interferir en el establecimiento y duración de la LM por la confusión tetina/pezón, sobre todo si se usa demasiado pronto, cuando la LM aún no está establecida. No obstante, algunos estudios recientes no encuentran diferencias en las tasas de lactancia en bebés que lo usaron desde los primeros días si la madre está motivada para iniciar y continuar la LM.

> La recomendación actual es esperar a que la LM esté establecida, que suele ser al mes de vida, aprox. Los bebés que toman leche de fórmula desde el nacimiento pueden usarlo desde los primeros días.

- Alteración de la mordida: se asocia con la mordida abierta anterior y la cruzada posterior. Ambas pueden producir consecuencias en la masticación y el lenguaje.
- La forma del paladar puede verse afectada, haciéndola más ojival, es decir, más alta. A su vez, puede comprometer la respiración nasal y que los bebés presenten dificultades para respirar por la nariz.
- Aumenta el riesgo de otitis media de repetición.
- Habrá que pasar por la fase de retirarlo, que puede llegar a ser complicada.
- Riesgo de accidentes: al caer el bebé, el chupete puede dañar los labios o el interior de la boca; el sujetachupetes podría producir asfixia, etc.
- Peligro de infecciones habitualmente orales por hongos e infecciones parasitarias intestinales.
- Posible desarrollo de alergia al látex.
- Es un factor de riesgo de intoxicación por plomo.
- Caries en caso de endulzar el chupete.
- Trastornos del sueño: algunos bebés duermen peor porque, al quedarse dormidos, se les cae el chupete y se despiertan; a otros no les afecta (en este caso, no es necesario volver a colocarlo).

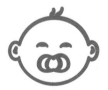

CHUPETE II

¿HAY ALGÚN CHUPETE MEJOR?

- Según las partes:
  - Escudo:
    - › Debe ser agujereado para cumplir la normativa.
    - › El dedito del bebé nunca podrá colarse entre los agujeros
    - › Será flexible, de forma que, si el bebé se cae, no se haga daño con él.
    - › La nariz debe quedar libre.
  - Cuello:
    - › Cuanto más fino y flexible, mejor.
    - › Cuanta más superficie de apoyo para los dientes, mejor.
  - Tetina:
    - › No hay evidencia clara de cuál es la mejor.
    - › Se cree que la tetina fisiológica causa menos alteraciones en la mordida, sobre todo si el chupete tiene el cuello estrecho.

> › La tetina con forma de cereza no es recomendable, pues parece que es la que causa más alteraciones.

    - › Que sea flexible.
- Según el material:
  - La silicona es más duradera y resistente y presenta menos riesgo de infección y alergia que el látex.
- Según la talla:
  - Lo mejor es que sea la más pequeña posible, y que el escudo no quepa en la boca para evitar así un atragantamiento.
- ¿Algo más?
  - Sí, asegúrate de que el chupete se ajusta a la norma europea EN 1400:2002.
  - Y que sea lo bastante sólido como para que no se rompa en pequeñas partes (riesgo de atragantamiento).

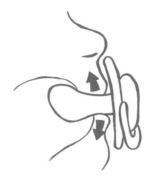 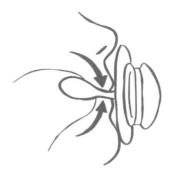

¿QUÉ SE DEBE EVITAR EN EL USO DE CHUPETE?

- Untar el chupete en soluciones dulces.
- Utilizar sujetachupetes, ya que existe riesgo de estrangulamiento. Es mejor tener varios y cambiarlo por otro en caso de que se caiga.
- Alargar el uso: debe cambiarse con cierta frecuencia, sobre todo, si se rompe o deteriora.
- Emplear tu saliva para limpiar el chupete.
- Dejarlo al alcance del bebé todo el día. Los padres deben regular su uso.
- Usarlo si el bebé tiene una herida en el labio.
- Que el bebé muerda el chupete; es mejor sustituirlo por un mordedor.

¿CÓMO LIMPIAR Y CONSERVAR EL CHUPETE?

- Lávalo con agua y jabón y aclárarlo con abundante agua del grifo.
- Cuando esté seco, si no vas a usarlo, guárdalo en una caja.
- Puedes llevar siempre algún chupete extra encima para que, si se cae, puedas cambiarlo por uno limpio.
- Cámbialo si observas señales de deterioro (fisuras, agujeros...).

CHUPETE III

RETIRAR EL CHUPETE

¿Cuándo es recomendable retirar el chupete?
- La AEP recomienda retirarlo a los 12 meses porque ya no protege frente a la SMSL.

 Se aconseja retirarlo entre los 12-18 meses, pero nunca más tarde de los 24 meses.

- En función de la edad del bebé, se puede pactar con él un momento para hacerlo (ver los consejos, abajo).

¿Cuándo no es recomendable retirarlo?
- Cuando el bebé esté sufriendo algún cambio. P. ej., si va a tener un hermano pronto, si os vais a mudar, si ha fallecido una persona cercana o familiar, si ha habido alguna separación...

¿Algún consejo para retirarlo?
- Varios trucos que les ha ayudado a algunas familias:
    - Pinchar o cortar la punta para que la sensación de chupar no sea tan placentera.
    - Regalárselo a los Reyes Magos, Papá Noel, el Tió, un superhéroe...
    - Regalárselo a la pediatra (o enfermero de pediatría).
    - Regalárselo a un recién nacido o bebé más pequeño (por supuesto, como algo simbólico).
    - Leer cuentos que traten sobre el tema.
- Es recomendable que, cuando se decida retirar, no se vuelva a introducir.
- Durante esos días el bebé necesitará más consuelo, abrazos, cariño...
- Es importante evitar los castigos o la asociación del chupete con algo vergonzoso («Si usas chupete es porque eres un bebé»).

MI BEBÉ SE CHUPA EL DEDO...

- Se trata de bebés que succionan un dedo (o varios) como si fuera un chupete (suele ser siempre el mismo). No se trata de que, puntualmente, se lleven las manos a la boca; eso lo hacen todos.
- Existe controversia y bastante desconocimiento, pero actualmente se considera:
  - A favor:
    › El dedo de un bebé de pocos meses es más pequeño que la tetina del chupete.
  - En contra:
    › No se puede retirar y está siempre a su disposición; se corre el riesgo de que succione muchas horas al día y durante más tiempo.
    › Chuparse el dedo puede producir lesiones en la boca (arañazos) o en el propio dedo (callosidades o maceración de la piel).
    › Puede desembocar en maloclusión dental o paladar abovedado, sobre todo cuando persiste en el tiempo.
- Consejos:
  - Es posible que el bebé se chupe el dedo porque tiene hambre. Compruébalo.
  - No le pongas guantes, el bebé necesita sus manos para explorar el mundo...
  - Si ves que siempre se está chupando el mismo dedo, cuando vaya o empiece a hacerlo, distráele, ofrécele un mordedor, una toma de pecho, etc.
  - Si ya es algo mayor, prueba con técnicas de refuerzo positivo (calendario de pegatinas) o negativo (sustancias con mal sabor untadas en el dedo como vinagre, pimienta, ajo, limón...).

CONSECUENCIAS DEL USO DE CHUPETE

- Dependen de muchos factores:
  - La genética.
  - El tiempo de uso (sobre todo, cuando excede las 6 h al día).
  - La intensidad de la succión.
  - El tipo de chupete.

REVISIÓN DEL PEDIATRA I

REVISIÓN AL MES

- Cuando se acude a la revisión del primer mes, ya se tienen los resultados de las pruebas metabólicas (o del talón) y de audición.
- El pediatra pesa y mide la altura y cabeza del bebé y hace una exploración completa.
- El médico ofrece consejos sobre sueño, tabaquismo, apego y vínculo, higiene, protección solar, plagiocefalia...
- Es especialmente importante valorar:

  1. **LA LACTANCIA MATERNA**
     - Al mes de vida ya suele estar establecida, pero no siempre. Si aún necesitas ayuda, pídela.
     - Si has decidido ofrecer chupete y el bebé toma el pecho, es ahora cuando se suele ofrecer.
     - Si tu bebé come, engorda y las cacas no son duras, sino que son pastosas o líquidas, no te preocupes si a partir de las 3 semanas aprox. solo hace 2 cacas al día o incluso 1 cada 15 días.
     - Es posible estar pasando por la primera crisis de lactancia.

  2. **DEPRESIÓN POSPARTO**
     - Tras el parto puedes sentir tristeza los primeros días; es frecuente y suele ser leve y durar poco tiempo. Muchas mamás se sienten culpables, es algo muy frecuente (70-80 %).
     - Si la tristeza dura más de 7-10 días, debes consultar. Puedes padecer un episodio depresivo en el posparto (19,2 % de mujeres lo sufren en los primeros 3 meses).
     - Es la complicación más frecuente de la maternidad y es más probable en mujeres con antecedentes de depresión mayor.
     - Reconocer los síntomas y tratarlos pronto mejoran el impacto en mamá y bebé.

  3. **LAS CADERAS**
     - Se exploran para descartar una displasia. Ver pág. 58.

  4. **CRIPTORQUIDIA**
     - Se comprueba que los dos testículos se encuentran en la bolsa del escroto. Ver pág. 64.

5. **HIERRO Y VITAMINA D**
   - Se valora si es necesario suplementar. Ver pág. 56.
6. **DESARROLLO DE LA AUDICIÓN Y VISIÓN.** Ver págs. 53 y 54.

SEÑALES DE ALARMA

- Cuando está boca abajo el bebé no consigue levantar ni un poco la cabeza.
- No succiona adecuadamente.
- Presenta posición en libro abierto (caderas abiertas como una rana).

PREGUNTAS FRECUENTES

- *El ronquido por la nariz, ¿se debe a los mocos?* Ver página 18.
- *Si es niño, ¿hay que bajar el prepucio?*
  - La fimosis es un estrechamiento de la piel del prepucio (la piel que recubre el glande del pene) de modo que el agujero que queda al final es muy estrecho.
  - La mayoría nace con fimosis, pero se resuelve sola con la edad, sin necesidad de forzar la piel.
  - En las revisiones el pediatra comprobará si hay fimosis, pero no forzará la piel.
  - Si se fuerza, pueden quedar cicatrices y empeorar la fimosis.
  - Muchos niños de 3 años ya se saben bajar la piel del prepucio; es una buena idea porque si notan molestias se detienen y no estiran demasiado.
  - Si el niño continúa con fimosis o molestias en las erecciones a los 5-6 años, se valorará el tratamiento (crema de corticoides o cirugía).
  - A los 4 años un 80 % puede bajar el prepucio. A los 16 años solo un 1 % no puede.
  - Si el prepucio de tu peque baja fácilmente sin dolor, puedes bajarlo cada día en el baño y lavar la zona suavemente con agua y jabón.

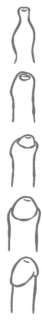

REVISIÓN DEL PEDIATRA II

PREVENCIÓN DE ACCIDENTES

- En cada revisión, el pediatra hace algunas recomendaciones para prevenir accidentes frecuentes a cada edad (ver págs. 274-285, «Accidentes»).
- En los países desarrollados, los accidentes son la primera causa de muerte en la infancia después del primer año.
- Los accidentes más frecuentes en los más pequeños son golpes, heridas y quemaduras.

> - En los menores de 2 años es importante:
>   - La seguridad en el coche.
>   - La prevención de incendios en casa.
>   - Revisar los elementos peligrosos en el hogar: protección de enchufes, revisar los objetos a su altura, no dejar cuchillos a su alcance.
>   - La temperatura del agua del baño. Ver pág. 23, «Bañito».
>   - Se desaconseja el uso de andadores.
>   - Almacenamiento de medicamentos y tóxicos.
>   › Teléfono del Instituto Nacional de Toxicología: 91 562 04 20.

«CONSEJOS» QUE TE PUEDEN DAR O QUE PUEDES OÍR

- *«Si llora y lo coges, se malacostumbra a los brazos».*
  - Los bebés no se acostumbran a los brazos, sino que los NECESITAN. Igual que nosotros necesitamos consuelo o contacto, un bebé lo necesita mucho más y es normal. No intenta manipularnos, solo puede comunicarse a través del llanto. Lo que ocurre es que nos han hecho creer que lo normal es que un bebé duerma en su cuna y no llore y que lo raro es que necesite estar en nuestros brazos pero eso no es así. Hace muchos años si un bebé se separaba de su mamá tenía muy pocas probabilidades de sobrevivir (otros depredadores, lactancia...). Así que nacen preparados para llorar si detectan que no estamos cerca.
  - Está demostrado que el «piel con piel» tiene grandes beneficios.

- *«Dale un poco de agua, que hace calor».*
  - El bebé no necesita beber ni comer nada que no sea leche los primeros 6 meses (materna o de fórmula).
  - Si le das agua puede sufrir diarrea y desnutrición (el agua puede no estar limpia y al beber agua tomará menos leche).
  - Si tiene sed, pedirá más leche.

- *«Para que duerma el bebé (o para el dolor de barriga, etc.), dale...»*
  - Ofrecer algo que no sea leche a un bebé menor de 6 meses aumenta el riesgo de diarrea e infecciones.
  - Las infusiones para bebés generalmente llevan abundantes cantidades de azúcar (suele ser el ingrediente principal).

 La OMS recomienda 0 g de azúcar, al menos hasta los 2 años de vida.

  - No está demostrado que estas infusiones mejoren el cólico del lactante o el sueño, y sí pueden ser perjudiciales.

- *«Las vacunas producen autismo».*
  - En los años ochenta se publicó un estudio fraudulento que concluía que las vacunas podían producir autismo. Muchísimos estudios posteriores han demostrado que no es así.

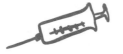

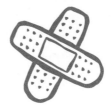

REVISIÓN DEL PEDIATRA III

REVISIÓN DE LOS 2 MESES
- La siguiente revisión a los 2 meses es asistida habitualmente por el pediatra y la enfermera, y se valora el crecimiento, se explora al niño, etc.

SEÑALES DE ALARMA
- Perder hitos conseguidos en etapas anteriores.
- Nunca te mira a los ojos.
- Boca abajo no levanta la cabeza y no sonríe a su mamá. Estos hitos se pueden alcanzar algo más tarde.
- Llanto monótono o alto.
- Siempre está irritable.
- Se asusta muchísimo con los ruidos.
- Puños siempre cerrados.

DUDAS FRECUENTES
- *¿Qué hago si mi bebé no quiere estar boca abajo?*

> - Siempre que un bebé duerme, se recomienda colocarlo boca arriba.

- Cuando está despierto, se aconsejan los cambios posturales para prevenir la plagiocefalia (cabecita plana).
- Algunos bebés se enfadan cuando los colocas boca abajo porque no tienen tanto ángulo de visión y quieren ver para interactuar. Algunas propuestas:
  › Colócalo boca abajo sobre tu pecho y ve inclinándote cada vez más hacia atrás; al final estará boca abajo y tú debajo, mirándole, hablándole...
  › Ponlo sobre un cojín duro o una cuña para que no esté totalmente plano, sino un poco inclinado.
  › Sitúalo boca abajo, pero quédate a su lado, háblale por un lateral, por el otro, enséñale algún juguete, hazle cosquillas...

- › Túmbalo sobre una superficie más alta (p. ej., sofá, pelota del embarazo...) para que pueda ver más cosas.
- › Túmbalo sobre una manta de juegos (los espejos y las texturas suelen distraerles).
- › Colócalo sobre un panel blanco y negro (suele llamar su atención).
- › Si llora, gíralo de nuevo, que no asocie esta postura con el llanto. Vuelve a intentarlo en un rato.

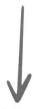

ATENCIÓN: Nunca lo dejes solo en un lugar elevado o en una superficie blanda.

- *¿Es recomendable administrar paracetamol después de las vacunas?*
  - Si está irritable o tiene fiebre, se puede administrar una dosis de paracetamol.

PREVENCIÓN PLAGIOCEFALIA POSTURAL

- ¿Qué es la plagiocefalia?
  - Es una deformidad secundaria de la cabeza del bebé producida por una postura determinada: la cabeza siempre apoya en el mismo lugar.
  - Desde que se descubrió que los bebés que duermen boca arriba tienen menos riesgo de muerte súbita, se empezaron a documentar muchos casos de plagiocefalia postural; los bebés tenían aplanada la parte posterior de la cabeza por estar muchas horas en esta postura.
- ¿Qué se puede hacer para que no ocurra?
  - A raíz de este descubrimiento, la Academia Americana de Pediatría recomendó cambios posturales desde el nacimiento con este lema: «Boca arriba para dormir, boca abajo para jugar».

REVISIÓN DEL PEDIATRA IV

¿QUÉ VACUNAS SE ADMINISTRAN A LOS 2 MESES?

(En color rojo las financiadas por todas las Comunidades Autónomas (CC. AA.) y en color verde las que no todas las CC. AA. financian).

- **HEXAVALENTE**: hepatitis b + difteria + tétanos + poliomelitis + *Bordetella pertussis* + *haemophilus influenzae b.*
- **NEUMOCOCO (PREVENAR)**
- **MENINGOCOCO B (BEXSERO)**:
  - La AEP recomienda la vacunación frente a meningococo B, pero no todas las CC. AA. la financian y debes comprarla en la farmacia y llevarla al centro de salud.
  - Se recomienda administrarla porque protege frente a una enfermedad muy grave y potencialmente letal: enfermedad meningocócica invasiva (que a veces es solo meningitis, a veces solo sepsis y otras veces es una combinación de ambas, y que se conoce como EMI) entre otras (como neumonía por meningococo B).
    › El 10 % de los niños que sufren la EMI fallecen.
    › El 20-30 % de los niños que contraen la EMI presentan complicaciones graves (sordera, amputaciones, etc.).
  - ¿Es frecuente esta enfermedad?
    › No, pero sí es grave; además, en España, el meningococo B es el principal causante de enfermedad meningocócica.
  - ¿Cuántas dosis se administran?
    › Depende de la edad a la que se administre la primera dosis (se puede desde los 2 meses y durante toda la infancia).
    › Habitualmente, la primera dosis se administra a los 2 o 3 meses y la segunda a los 4 o 5 meses, con un refuerzo entre los 12 y los 15 meses.
    › Si se administra con otras vacunas, la probabilidad de que aparezca fiebre es más alta, así que, a veces, en los bebés de 2 meses, se puede separar 1-2 semanas del resto de las vacunas (la decisión es de cada familia junto con la orientación del pediatra).

Población	Inmunización primaria. Núm. de dosis	Intervalos mínimos entre dosis primarias	Dosis de refuerzo	Núm. TOTAL de dosis
Lactantes de 2 a 5 meses[a]	3	1 mes	Sí; entre los 12 y 15 meses de edad (al menos, 6 meses después de la última dosis de inmunización primaria y preferentemente antes de los 24 meses de edad)[b]	4
	2	2 meses		3
Lactantes no vacunados de 6 a 11 meses	2	2 meses	Sí; 1 dosis en el 2.º año de vida (12 a 23 meses) con un intervalo de, al menos, 2 meses entre la dosis final de primovacunación y la dosis de refuerzo[b]	3
Lactantes no vacunados de 12 a 23 meses	2	2 meses	Sí; 1 dosis con un intervalo de 12 a 23 meses entre la dosis final de primovacunación y la dosis de refuerzo[b]	3
Niños de 2 a 10 años, adolescentes y adultos[c]	2	1 mes	Se debe considerar una dosis de recuerdo en individuos con riesgo continuado de exposición a la enfermedad meningocócica, según las recomendaciones oficiales	2

Fuente: modificado de la ficha técnica de Bexsero aprobada por la EMA.
a La primera dosis no debe administrarse antes de los 2 meses de edad. La seguridad y eficacia de Bexsero en lactantes de menos de 8 semanas no se ha establecido.
b En caso de retraso en la administración de esta dosis más allá de los límites señalados, sigue siendo muy recomendable su administración cuanto antes sea posible, para asegurar la mejor protección y duración de la misma.
c No hay datos sobre los adultos mayores de 50 años.

- Si acabo de saber de esta vacuna y mi bebé es mayor o tengo otro niño mayor, ¿puedo ponérsela?
  › No hay problema por administrar la primera dosis más tarde, simplemente seguirá otro esquema de vacunación. Desde que se administra, el bebé empieza a tener defensas contra la enfermedad.
  › Si tienes un hijo mayor, de 10 años o más, puedes elegir entre dos vacunas: Bexsero o Trumenba.
- He oído que la fiebre es frecuente después de esta vacuna, ¿hay que darle paracetamol al niño?
  › Si aparece fiebre, suele hacerlo en las primeras 6 horas (38-38,5 °C) y durar menos de 24 h.
  › Existe controversia sobre si administrar o no paracetamol de forma preventiva. En general, se recomienda:
    • Si se administra sola, no administrar paracetamol si el bebé no tiene fiebre.

¿QUÉ VACUNAS SE ADMINISTRAN A LOS 2 MESES?

- Si se administra con el resto de las vacunas, el pediatra y la familia deben decidir si administrar paracetamol de forma preventiva: una dosis inmediatamente después de vacunar al bebé y 2 dosis más en las siguientes horas (separadas entre ellas 4-6 h).
- Si se administra paracetamol de forma preventiva, no parece disminuir la capacidad de la vacuna de crear defensas en el cuerpo.
  › Otros efectos secundarios frecuentes son:
- Rojez e inflamación en el lugar del pinchazo.
- Bultito en el muslo en el lugar de la inyección (suele desaparecer en unas semanas).
- Dolor en el lugar de inyección (la pierna en bebés).
- Diarrea y/o vómitos.
- Erupción en la piel.
- Irritabilidad.
- **ROTAVIRUS (ROTARIX O ROTATEQ)**.
  - La AEP recomienda administrar esta vacuna, pero no está incluida en el calendario de todas las CC. AA.
  - Es una vacuna oral.
  - Existen 2 vacunas: Rotarix y Rotateq, de efectividad similar.
  - ¿Cuántas dosis son necesarias?
    › Rotarix: 2 dosis, habitualmente a los 2 y 4 meses.
    › Rotateq: 3 dosis, habitualmente a los 2, 4 y 6 meses, pero también a los 2, 3 y 4 meses.
    › El intervalo mínimo entre dosis es de 4 semanas.
  - ¿De qué enfermedad protege? Gastroenteritis por Rotavirus (vómitos y diarreas y a veces también fiebre o dolor abdominal).

- ¿Por qué es importante administrarla?
  - › En países con recursos sanitarios limitados, es una de las principales causas de mortalidad infantil.
  - › Es la causa más frecuente de diarrea en España y Europa, y la principal causa de diarrea grave infantil a escala mundial.
  - › Uno de cada 4 bebés necesita ingreso por deshidratación; es la principal causa de ingreso por diarrea aguda en España.
  - › Afecta a casi el 100 % de los menores de 4 años, pero sobre todo se suelen infectar los bebés de 3 a 24 meses.
- Mi bebé tiene más de 2 meses ¿aún puedo vacunarle?
  - › Sí, la primera dosis se puede administrar a partir de las 6 semanas y antes de las 12 semanas y 6 días.
- ¿Se puede administrar a bebés prematuros?
  - › Sí, es segura y muchos de ellos son vacunados durante el ingreso hospitalario.
- ¿Se puede administrar a todos los bebés?
  - › No, es una vacuna atenuada, así que no se puede administrar a bebés con inmunodeficiencias.
  - › Tampoco se puede en caso de reacción alérgica grave a una vacuna de rotavirus previa.
  - › Ni si el bebé ha sufrido anteriormente invaginación intestinal o malformación intestinal.
  - › Si el bebé presenta diarrea o vómitos, se recomienda posponerla hasta que se encuentre bien.
- ¿Cuáles son los efectos secundarios
  - › Los más frecuentes son vómitos, diarrea, irritabilidad y fiebre.
- ¿Puede producir invaginación intestinal?
  - › Se trata de un trastorno grave e inusual que se produce cuando una parte del intestino se desliza dentro de otra parte produciendo una obstrucción intestinal.
  - › El bebé llora de forma intermitente pero muy intensa; entre episodios de llanto, está decaído y pálido. También suele tener vómitos y a veces sangre en las heces.

REVISIÓN DEL PEDIATRA VI

¿QUÉ VACUNAS SE ADMINISTRAN A LOS 2 MESES?

› Tras la vacunación por rotavirus, la probabilidad de sufrirla es muy muy baja, pero es cierto que aumenta un poco el riesgo en la semana siguiente a la vacunación. Este riesgo es menor si la primera dosis se administra entre las 6-8 semanas de vida. Aun así, al valorar el riesgo y el beneficio de la vacunación, no hay duda. La recomendamos.

› Ante síntomas compatibles consulta urgentemente.

› La invaginación intestinal tiene un buen pronóstico con los medios adecuados (algunas se resuelven solas y la mayoría con un enema).

• GRIPE

  – Desde 2021, la AEP recomienda administrar esta vacuna a:

    › Todos los niños entre 6 meses y mayores de 5 años (anteriormente se administraba solo a niños con enfermedades crónicas o riesgo de sufrir una enfermedad grave por gripe, pero con la llegada de la COVID-19 se consideró necesario vacunar a todos).

    › Niños de 5 años o más con enfermedades de base o riesgo de sufrir complicaciones de la gripe, o que convivan con pacientes de riesgo.

    › Personas que conviven con menores de 6 meses.

    › Embarazadas.

    › Profesionales sanitarios.

  – Existen varias vacunas de la gripe; algunas son inactivas (se pinchan a partir de los 6 meses) y otras atenuadas (intranasales, a partir de los 2 años). Estas últimas no están cubiertas por la Seguridad Social.

  – La primera vez que se administra, se necesitan 2 dosis separadas un mínimo de un mes. En los años siguientes, solo será necesaria una dosis.

  – Esta vacuna se administra todos los años a partir de octubre (inicio de la campaña de vacunación antigripal).

- Una duda frecuente es *«He oído que puede llevar huevo, ¿y si mi hijo es alérgico?»*.
  › La alergia al huevo no se considera una contraindicación para la vacuna antigripal.
  › La cantidad de huevo que puede llevar esta vacuna es mínima.
  › Es muy poco probable que se produzca una reacción a la vacunación en alérgicos al huevo.
  › Se recomienda que:
    • Niños con reacciones leves al huevo (p. ej., urticaria) se vacunen con cualquiera de las vacunas disponibles.
    • Niños con reacciones graves (p. ej., angioedema, dificultad respiratoria o anafilaxia) se vacunen con cualquiera de las vacunas disponibles, pero en centros (no necesariamente hospitalarios) con medios y preparación para atender eventuales reacciones durante 30 minutos tras la administración.
    • En niños con reacción alérgica grave a la vacuna antigripal (la del año anterior), independientemente del componente (excepto el huevo) que sea la causa de la reacción, es una contraindicación para recibir futuras dosis de la vacuna.

¡IMPORTANTE!
Si tu bebé sufre una enfermedad crónica o es prematuro, puede que los calendarios vacunales se modifiquen o que algunas vacunas más estén financiadas. Consulta a tu pediatra o enfermero de pediatría.

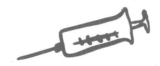

REVISIÓN DEL PEDIATRA VII

REVISIÓN DE LOS 3 MESES

PREGUNTAS FRECUENTES

- *¿Cuándo toca la siguiente vacuna?*
  - Si has decidido administrar Bexsero a tu bebé (y no lo has hecho a los 2 meses), debes acudir a la enfermera de pediatría (con la vacuna, si no está financiada) entre los 2 y 4 meses, cuando hayas decidido administrarla.
  - Si has administrado Bexero a los dos meses o has decidido no ponérsela, la siguiente vacuna es a los 4 meses.

- *¿Es normal que mi bebé babee tanto?*
  - Sí, es frecuente. Ocurre por distintos motivos:
    › En torno a los 2-3 meses empieza a llevarse más a menudo las manos y algunos objetos a la boca; la textura, temperatura, sabor, etc., de estos objetos pueden estimular el babeo.
    › No coordina bien la deglución (no traga bien o no muchas veces).
    › Tiende a tener la boca abierta, y por ello babea.
    › La erupción dental también aumenta el babeo, aunque suele ocurrir más en torno a los 6 meses.
    › Los alimentos estimulan la secreción de saliva (el inicio de la alimentación complementaria es a los 6 meses).
  - *Entonces, ¿no babea porque le vayan a salir los dientes?*
    › No, el primer diente suele aparecer entre los 6 y los 10 meses y el babeo suele aparecer a los 2-3 meses.
    › La erupción dental sí suele producir un aumento del babeo, pero si babea a los 2 meses, no significa que le vaya a salir un diente.
  - ¿Qué funciones tiene la saliva?
    › Mantener sanos los tejidos de la boca.
    › El flujo de la saliva lava y arrastra gérmenes.
    › Contiene iones y enzimas que eliminan bacterias y digieren parcialmente los alimentos y anticuerpos que destruyen bacterias (incluidas las causantes de las caries).

- Algunos consejos:
  › Usar baberos y cambiarlos con frecuencia.
  › Secar la baba a golpecitos con gasas suaves o tejidos de algodón.
  › Si hay mucha baba, usar cremas barrera.
  › Vigilar la aparición de dermatitis.
- Habitualmente, la baba no causa alteraciones, pero a veces se observa:
  › Rojez alrededor de la boca o barbilla (dermatitis de la baba).
  › Rojez en los pliegues del cuello que va en aumento, a veces también hay granitos y mal olor (infección por hongos en los pliegues del cuello).
  › En ambos casos es recomendable consultar al pediatra.
- ¿Cuándo dejará de babear el bebé?
  › A los 2 años, aprox., la mayoría de los bebés ya no babean debido a una mejor deglución y control de la lengua y los labios, etc.
  › Desde que inicia el babeo hasta los 2 años, habrá épocas en las que notarás que babea más y otras que babea menos.

ATENCIÓN: Algunas enfermedades infecciosas como gingivoestomatitis, laringitis aguda o epiglotitis cursan con un aumento del babeo. Si tu bebé empieza a babear más y tiene fiebre, tos, mucosidad, dificultad para respirar o algún síntoma que no te parezca normal, debes consultar.

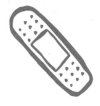 

REVISIÓN DEL PEDIATRA VIII

REVISIÓN DE LOS 4 MESES

• A los 4 meses suele haber una revisión con la enfermera de pediatría.

SIGNOS DE ALARMA

• No mueve las 2 manos por igual.

• Se muestra muy pasivo: no fija la mirada ni sonríe cuando le miras.

• Alteración del tono muscular.

• No se orienta hacia la voz cuando le hablas ni responde con sonidos guturales a la voz o para llamar la atención.

PREGUNTAS FRECUENTES

• *¿Cuándo paso de capazo a sillita?*
  - No se recomienda colocar a un bebé en una postura que no pueda aguantar solo.
    › La mayoría de los bebés no aguantan en posición de sentado hasta los 7 meses, aprox.
    › Con apoyo en su espalda (sillita) suelen conseguirlo antes.
    › Coloca sentado a tu bebé y sujétalo con tus 2 manos por la cadera: ¿es capaz de aguantar con su espalda erguida? Si es así ya puedes pasarlo a la sillita.

¿QUÉ VACUNAS SE ADMINISTRAN?

• A esta edad se administra:
  - Otra dosis de Hexavalente.
  - Otra dosis de Neumococo (Prevenar13).
  - Otra dosis de Rotavirus.
  - Otra dosis de Bexsero (si has elegido administrarla a los 2 y 4 meses).
  - Una dosis de Meningitis C o Meningitis ACWY.

- **MENINGITIS ACWY**
  - Protege frente a la meningitis y otras enfermedades producidas por el meningococo A, meningococo C, meningococo W y meningococo Y.
  - Incluye el meningococo C (la que se administra a los 4 meses financiada), por eso es posible sustituirla por esta que incluye a 4 serotipos.
  - ¿Por qué es interesante vacunar de Meningitis ACWY?
    > En los últimos años los casos de meningitis W e Y han aumentado.
    > Si se suman los casos de enfermedad meningocócica invasiva causados por W + Y, algunos años superan los casos producidos por meningitis B (la más frecuente).
    > La AEP recomienda sustituir la vacuna de meningitis C de los 12 meses y la de los 12 años por esta vacuna.
    > Para disminuir la propagación de la enfermedad y proteger a los adolescentes (suelen ser los portadores de esta bacteria en la nariz).
  - ¿Y en menores de 12 meses?
    > La AEP recomienda que cada familia lo valore, junto con el pediatra.
    > Aporta protección individual. Los menores de 1 año son el grupo donde más casos de meningitis o sepsis por meningococo hay.
  - Otros casos en los que también se recomienda:
    > Si viajas a países con elevada incidencia de meningitis o sepsis por meningococo A, C, W o Y.
    > Si se padecen enfermedades como asplenia, falta de factores del complemento, trasplante, VIH...
  - ¿Cuándo se la pongo?
    > Cuando quieras a partir de las 6 semanas.
    > Algunas familias sustituyen la vacuna de Meningitis C de los 4 meses por esta, otras la administran a los 6 meses (Meningitis C a los 4 y meningitis ACWY a los 6) y otras esperan a los 12 meses.
    > Si quieres administrarla como protección individual (el bebé está protegido desde que se la pones).
      - 1.ª dosis: 4 meses (en lugar de la Meningitis C).
      - 2.ª dosis: 6 meses.
      - 3.ª dosis: 12 meses.
      - Refuerzo: 12 años.

¿QUÉ VACUNAS SE ADMINISTRAN?

- *¿Qué vacunas existen?*
  - Nimenrix: a partir de las 6 semanas.
  - MenQuadfi: a partir de los 12 meses.
  - Menveo: a partir de los 2 años.
  - Si tu bebé tiene 2 años o más, puedes escoger cualquiera de las 3.
- Intervalos de las dosis según la vacuna escogida:

Meningococos ACWY			
Nimenrix			
6 semanas - 5 meses	3	2 dosis separadas por 2 meses + 1 refuerzo a los 12 meses	Otra más después de los 10 años
6-10 meses	2	1 dosis + 1 refuerzo a los 12 meses	Otra más después de los 10 años
≥ 11 meses	1	1 dosis	Si tiene menos de 10 años aplicar 1 dosis seguida de otra a partir de los 10 años. Si tiene 10 o más años solo es necesaria 1 dosis
MenQuadfi			
≥ 12 meses	1	1 dosis	Si tiene menos de 10 años aplicar 1 dosis seguida de otra a partir de los 10 años. Si tiene 10 o más años solo es necesaria 1 dosis
Menveo			
≥ 2 años	1	1 dosis	Si tiene menos de 10 años aplicar 1 dosis seguida de otra a partir de los 10 años. Si tiene 10 o más años solo es necesaria 1 dosis

- ¿Cuáles son los efectos secundarios?
  - Más frecuentes: dolor o rojez en el lugar de inyección, irritabilidad, llanto, pérdida de apetito, somnolencia, fiebre...

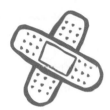

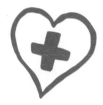

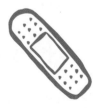

REVISIÓN DEL PEDIATRA X

REVISIÓN DE LOS 5 MESES

VACUNAS

- Si has decidido administrar Bexsero a los 3 meses, la siguiente dosis se suele administrar a los 5.

REVISIÓN DE LOS 6 MESES

- En esta revisión se suele explicar la alimentación complementaria y resolver dudas sobre higiene dental.
- Si has administrado Nimenrix (vacuna Men ACWY) a los 4 meses, ahora toca la segunda dosis.
- Si has administrado Rotateq (Rotavirus), es el turno de la tercera dosis.
- Si tu bebé tiene criptorquidia (los testículos no están en la bolsa del escroto) y no se ha resuelto, es momento de derivarlo a cirugía pediátrica.
- Se valora si el bebé necesita un aporte de hierro oral y también si el bebé que ya lo tomaba puede suspenderlo.

SEÑALES DE ALARMA

- Perder algunos hitos del desarrollo conseguidos en una etapa anterior.
- No tiene interés en lo que le rodea.
- Muy pasivo: no sonríe, no fija la mirada...
- No puede coger objetos.
- Brazos o piernas muy rígidos o poca fuerza en su tronco.
- Es incapaz de realizar un seguimiento visual de 180°.
- No interactúa mucho con nosotros.
- No vocaliza ni balbucea.

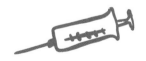

PREGUNTAS FRECUENTES

- *¿Cambio a leche de tipo 2 (si el bebé toma leche de fórmula)?*
  - El bebé que toma LM a demanda debe seguir haciéndolo cuando inicie la alimentación complementaria a los 6 meses.
  - Las leches de tipo 1 y 2 están sujetas a las mismas recomendaciones.
  - Las leches de tipo 2 suelen llevar más hierro, pero también más proteína y azúcares y ser menos «sofisticadas».
  - A los 6 meses se recomienda que la leche de fórmula lleve un mínimo de 0,7 mg de hierro por cada 100 ml de leche; si la leche de tipo 1 que está tomando tu bebé no lleva esta cantidad, sino menos, hay que cambiar a otra leche de tipo 1 que sí la lleve o a una leche de tipo 2.
  - La AAP recomienda un solo tipo de leche para todo el primer año (si la leche de tu bebé lleva el hierro adecuado, continúa con su leche de tipo 1 hasta el año).

- *Mi bebé «me pide» que lo coloque de pie o sentado encima de mí.*

  - No es recomendable colocar al bebé en una postura en la que él no pueda aguantarse solo porque su musculatura, estructura ósea, etc., no están preparadas para ello.

  P. ej., si tu bebé es capaz de ponerse de pie solo, sujetándose a los muebles, deja que lo haga; pero si eres tú quien le aguantas las piernas o le coges de las manos..., no se recomienda.

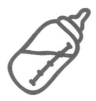

REVISIÓN DEL PEDIATRA XI

REVISIÓN DE LOS 6 MESES

APORTE DE HIERRO ORAL

- Durante los primeros 6 meses, la mayoría de los bebés tienen suficientes reservas de hierro para cubrir sus necesidades.
- De 0 a 6 meses, las necesidades de hierro son bajas (0,27 mg/día).
- Entre los 7 y 12 meses, son de 11 mg/día.
- Es decir, a lo largo de los meses, las necesidades de hierro aumentan y superan las cantidades que puede aportar la leche materna o de fórmula.
- Por este motivo, entre otros, a los 6 meses se inicia la alimentación complementaria (que aporta ese extra de hierro).
- También debido al aumento de estas necesidades, a algunos bebés con factores de riesgo de tener el hierro bajo o anemia se les recomienda un suplemento de hierro entre los 6 y los 9 meses o hasta que tomen suficientes alimentos ricos en hierro.
    - Bebés con peso al nacer por debajo del percentil 10 o inferior a 2.500 g.
    - Gestación múltiple.
    - Mamás con hierro bajo o anemia en el embarazo.
    - Hemorragia importante en el parto.
    - Bebés con hemorragia importante al nacimiento (p. ej., un hematoma que necesitó tratamiento).
    - Bebés a los que se les realizó muchas analíticas sanguíneas al nacimiento.
    - Si no empiezan la alimentación complementaria antes de los 6,5 meses.
    - En caso de que hayan estado tomando leche de vaca, por error, antes de los 12 meses.
    - Los recién nacidos prematuros (antes de la semana 37 de gestación) ya toman hierro oral desde el mes y hasta que tomen suficientes alimentos ricos en hierro para cubrir sus necesidades.
    - Los recién nacidos con un peso por debajo de 2.500 g ya están tomando hierro oral desde las 2-6 semanas y hasta al menos los 6 meses (o que coman suficientes alimentos ricos en hierro).

- *¿Y si mi bebé no come nada de nada?*
    - Al inicio de la alimentación complementaria es normal que el bebé coma poco. Ver pág. 180, «Revisión del pediatra de 6 a 12 meses. Mitos».
    - Si tu bebé tiene 7 meses y consideras que no come nada o muy poco, consulta al pediatra; algunos niños necesitan un suplemento de hierro oral hasta que tienen más interés por la comida.

SALUD BUCODENTAL

- ¿Cuándo suelen aparecer los primeros dientes?
    - Entre los 6 y 10 meses la mayoría de las veces, aunque pueden tardar en salir hasta los 15 meses.
    - Los primeros en aparecer suelen ser los incisivos centrales inferiores, aunque puede variar.
    - ¿Hay algo en lo que debamos fijarnos?
        › En que salgan de forma simétrica (de 2 en 2); si solo sale un diente (y han pasado semanas y no sale el otro), consulta al odontopediatra.
- ¿La erupción dental puede producir síntomas en el bebé?
    - Sí. La mayoría de las veces son salivación excesiva, inflamación de las encías e irritabilidad.
    - Algunos presentan también: fiebre con 37,5 °C máximo, diarrea, vómitos, rechazo de la ingesta, alteraciones del sueño...
- ¿Hay que dar ibuprofeno si está irritable?
    - No se ha demostrado que los analgésicos mejoren la irritabilidad de la erupción dental.

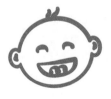

REVISIÓN DE LOS 6 MESES

SALUD BUCODENTAL

• ¿Son útiles los geles para el dolor?

> - No se recomiendan estos productos:
>   › No han demostrado eficacia.
>   › Algunos llevan benzocaína o lidocaína que conllevan riesgo de efectos secundarios graves.
>   › La mayoría llevan grandes cantidades de azúcar o tienen sabores dulces que predisponen a los bebés al sabor dulce.

• ¿Sirve aplicar paracetamol en la encía?
  - No, es un mito.
• ¿Y poner un collar de ámbar al bebé?
  - No ha demostrado disminuir las molestias de la erupción.
• ¿Qué puedo hacer u ofrecerle?
  - Fruta fría (desde los 6 meses).
  - Mordedor frío de nevera.
  - Masaje con tu dedo (con las manos limpias).
  - Helado de fruta natural triturada (a partir de los 6 meses) o de leche materna.
  - Teta.
  - Chupete, si no lo muerde.

¡ATENCIÓN! Este collar está desaconsejado por el riesgo de asfixia y de atragantamiento.

• ¿Desde cuándo hay que lavar los dientes, cuántas veces al día y durante cuánto tiempo?
  - Desde la salida del primer diente.
  - 2 veces al día, una de ellas antes de ir a dormir.
  - Hasta que los dientes estén limpios (hay que cepillar todas las caras del diente).

- ¿Con qué hay que lavar los dientes?
  - Con un cepillo de dientes; mejor si tiene un cabezal redondeado y pequeño con cerdas suaves y mango ancho que el bebé pueda sujetar bien y tú también.
  - Con una pasta de dientes de 1.000 ppm de flúor; de 0 a 3 años la cantidad debe ser de un raspado o granito de arroz.
  - En las indicaciones de la pasta de dientes de 1.000 ppm de flúor pone que se puede usar a partir de los 2 años, pero no hagas caso a la edad recomendada, sino a la cantidad de flúor que lleva. La regulación de las pastas de dientes está pendiente de renovación.
- ¿Se los lava el peque solo?
  - No, al principio debe hacerlo contigo; se recomienda repasar el cepillado al menos hasta los 8 años.

- ¿Cómo se enjuaga?
  - ¡No se recomienda! ¡Tampoco los adultos!

- ¿Cuándo hay que acudir a la revisión del odontopediatra?
  - Desde la salida del primer diente.
  - En general, en el primer año.
- Prevención de caries dental:
  - Evitar el azúcar: infusiones para bebés, zumos (naturales o industriales), cereales «de caja», chucherías...
  - No endulzar el chupete o las tetinas del biberón.
  - No dormir succionando líquidos dulces.
  - Lavar los dientes 2 veces al día, una antes de dormir, limpiando todas las caras del diente
  - ¿La lactancia materna produce caries?
    › Es frecuente oírlo, sobre todo si das el pecho a un bebé mayor de 12 meses, pero es falso.
    › De hecho, la leche materna previene el desarrollo de caries.

EL BEBÉ NO ENGORDA

- La mayoría de los bebés pierden peso al nacer, pero en torno al día 5 empiezan a engordar (algunos al 10).
- A los 14-15 días, la mayoría suelen haber recuperado el peso al nacimiento.
- De los 15 días a las 6 semanas suelen engordar de media 20 g al día.
- De las 6 semanas a los 4 meses suelen engordar 113-227 g a la semana.
- De los 4 a los 6 meses suelen engordar entre 85 y 142 g a la semana.

> - Aunque un bebé engorde más despacio que otro, es importante que sus pesos estén alrededor de un percentil de peso.

> P. ej., si tu bebé tiene un peso en el percentil 25 desde el nacimiento y engorda siempre alrededor de ese percentil (entre el 10 y el 50), significa que su peso es adecuado; un percentil 25 de peso quiere decir que el 75 % de los bebés pesan más que él y el 25 %, menos; todos los pesos entre el percentil 3 y el 97 son normales.

- ¿Por qué es posible que no engorde?
  - Cuando un bebé no engorda, los pediatras dicen que sufre un «fallo de medro» (o fallo de engorde). Las posibles causas son:
    › Ninguna. Es decir, que sea normal, ya que en los bebés el crecimiento es escalonado y se detectan periodos de falta de crecimiento en bebés sanos.
    › Problemas de lactancia, alergia a la leche, celiaquía, alteraciones endocrinológicas, infecciones (intestinales, de orina...), reflujo gastroesofágico...
    › Si tu bebé no engorda, el pediatra te hará unas preguntas para orientar la causa:
      - Si se encuentra una causa clara, se tratará o se buscarán soluciones.

- Si no se encuentra una causa clara, se pedirán pruebas (analítica de sangre, orina...).
- ¿Cómo engordan los bebés prematuros?

> - Al controlar el crecimiento de un prematuro, es importante que se le reste a su edad las semanas que faltaban hasta cumplir 40 semanas de gestación (s. g.).

P. ej.:
- Prematuro de 32 s. g., faltaban 8 para cumplir las 40 s. g.
- En las curvas de peso y talla, se revisa como si tuviera 2 meses menos.
- No hay consenso sobre cuánto tiempo hay que continuar con esta corrección.

ES UN BEBÉ CIR (RETRASO DEL CRECIMIENTO INTRAUTERINO) O BEBÉ PEG (PEQUEÑOS PARA LA EDAD GESTACIONAL)

- El bebé CIR es un bebé que no crece o no engorda en el útero como se espera; la definición es algo controvertida, pero se suele decir que son bebés cuyo peso está por debajo del percentil 10 al nacer.
- Existe controversia porque a los bebés que nacen con un peso por debajo del percentil 10 también se les llama PEG y no tienen por qué ser CIR (no tienen por qué haber sufrido una restricción de su crecimiento en el embarazo).
- ¿Cómo crecen estos bebés?
  - No tienen por qué alcanzar la curva de peso (si nacen con un peso por debajo del percentil 3) o alcanzar su potencial genético (si p. ej., les toca engordar en el percentil 50) hasta los 2 años.

TE PUEDEN DECIR QUE... II

EL BEBÉ PESA MUCHO

- Algunos bebés engordan en percentiles más altos.
- No solo es importante fijarse en qué percentil está engordando el bebé, sino también en la talla, el peso que tuvo al nacer, la talla y peso de sus padres...
- Si tu bebé engorda en un percentil alto —p. ej., del 95—, pero su talla también está en un percentil alto —p. ej., 90-95—, es un bebé simétrico: no solo su peso es elevado, sino también es un bebé alto, probablemente porque genéticamente «le toque ser alto».
- Si un bebé engorda en un percentil alto, pero nació ya con un peso elevado, es un bebé que se ha mantenido alrededor de un percentil elevado (p. ej., nació en un percentil 75 y ahora está en un 90); entra dentro de la normalidad.
- Los bebés que nacen con un peso elevado (llamados de peso elevado o macrosoma) son aquellos cuyo peso está en el percentil 90 o por encima de este o que pesan igual o más de 4 kg al nacimiento.
  - Algunos de estos bebés, sobre todo los que pesaron mucho al nacer, pero cuya talla no era alta, tienen más riesgo de algunas complicaciones: hipoglucemias (azúcar en sangre bajo) los primeros días o semanas, lesiones en el parto (parálisis del plexo braquial), ictericia...
    › Hay algunos factores de riesgo que se asocian con este tipo de bebé: diabetes en el embarazo, aumento importante del peso en el embarazo, mamá que ha tenido más de 4 partos...
    › También hay algunos factores del bebé que se relacionan con el peso elevado: ser varón, nacer más tarde y algunos síndromes genéticos.
    › Cuando un bebé pesa mucho al nacer, pero también es muy alto, se piensa que es un bebé genéticamente grande y los riesgos de complicaciones en ellos no son tan elevados.

- También parece que estos bebés tienen mayor riesgo de obesidad, diabetes 2 y síndrome metabólico en la infancia o en la edad adulta.
  › Es recomendable vigilar sus hábitos alimenticios, estilo de vida... para prevenir complicaciones cardiovasculares.
- Si alguien te recomienda disminuir las tomas de lactancia para iniciar la alimentación complementaria porque se considera que tu bebé pesa mucho:
  - No es una recomendación adecuada, ya que un bebé debe tomar solo leche (materna o fórmula) hasta los 6 meses y los bebés se autorregulan; por tanto, tu bebé «no se alimenta demasiado».
  - Son otros los factores que determinan su peso y talla.
  - Además, la LM previene el desarrollo de obesidad.
  - Si retiras la lactancia e inicias la alimentación complementaria por este motivo, estarás ofreciendo una alimentación menos adecuada.
  - Si el peso de un bebé menor de 2 años es muy elevado y, sobre todo, su talla no acompaña al peso, se debe acudir a endocrinología pediátrica para descartar enfermedades que pueden asociarse a este elevado peso.

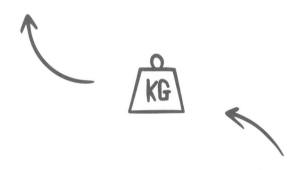

TIENE DERMATITIS SEBORREICA / COSTRA LÁCTEA

- A las pocas semanas de nacer, aparecen unas escamas en la cabeza de algunos bebés; se conoce con el nombre de «costra láctea» y no es más que una dermatitis seborreica.
- ¿Qué es?
  - Una inflamación de la piel que cursa en brotes y no suele doler.
  - Si afecta a la zona de la cabeza, se le llama costra láctea. Se ven unas escamas de piel, a veces muy pequeñas, que parecen caspa, y otras más grandes y amarillentas, en las que se aprecian algunas heridas.
  - Puede afectar también a la frente, entrecejo, pliegues de la nariz, detrás de las orejas, cuello, zona del pañal, etc.
- **¿Qué puedo hacer?**
  - Si es una descamación muy escasa, puedes aplicar vaselina, geles para DS o aceite de bebés, 1 o 2 veces al día.
  - Si es una descamación más importante:
    › Costra láctea:
      - Leve (parece caspa):
        - Champú para bebés y después aplica aceite para bebés, vaselina y peina con cepillo suave para retirar las escamas.
      - Moderada o grave:
        - Champús para dermatitis seborreica una vez al día en el bañito (si también afecta a la frente o detrás de las orejas, lava también estas zonas con el champú).
        - Cremas o emulsiones con keluamida 15 min antes del baño y aclarar o aplícalas después del baño; si el bebé tiene mucho pelo será difícil).
        - A veces también se recomiendan geles antifúngicos o crema de corticoides.
      - Después del baño, peina la zona de la cabeza para retirar las escamas más grandes que se habrán reblandecido.

› Dermatitis seborreica en los pliegues:
  • Leve:
    – Aplicar crema Kelual DS 3 veces al día hasta que la piel mejore y, cuando ya esté bien, 3 veces a la semana.
  • Grave (hay heridas o grietas en los pliegues):
    – Emplear crema de corticoides unos días hasta que la piel se repare y después, crema.
    – Consulta. Es posible que tu pediatra te recete crema de corticoides o antifúngica.
• ¿Se irá?
  – La costra láctea suele aparecer a las 1-2 semanas y desaparecer a los 6 meses, aprox. (aunque puede persistir algo de descamación leve).
  – La dermatitis seborreica suele mejorar durante el primer año, aunque a veces continúa en forma de dermatitis atópica o toda la vida en algunos niños (pero como cursa en brotes, un niño podría tener dermatitis de bebé y no tener nunca más hasta la adolescencia o adultez).

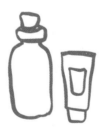

TE PUEDEN DECIR QUE... IV

TIENE DERMATITIS ATÓPICA

- Es la enfermedad de la piel más frecuente en bebés; es una inflamación de la piel que cursa en brotes.
- Normalmente se observa la piel seca, que a veces se descama, aunque también puede presentarse en eccemas (placas rojas algo brillantes). Los niños sienten picor.
- Suele mejorar en verano y empeorar en otoño e invierno.
- Si mamá o papá tiene dermatitis atópica, el bebé tiene 2-3 veces más riesgo de tenerla.
- En bebés de 0 a 2 años afecta normalmente a la cara (mejillas, sobre todo), pecho, parte exterior de brazos y piernas.
- **¿Qué puedo hacer?**
  - Entre brotes: hidratar la piel 2 veces al día con cremas para piel atópica.
  - Durante un brote:
    › Crema de corticoides en las zonas de eccema 1-2 veces al día hasta que mejore (habitualmente 3-4 días, aunque a veces 7 días o más).
    › Cuando mejore o donde no haya eccema, sigue aplicando crema hidratante.
    › A veces, se recomiendan las curas húmedas: se mezcla la crema de corticoide con la hidratante, se aplica en las zonas de eccema y encima se coloca ropa de algodón húmeda y, sobre esta, ropa seca de algodón, y se intenta que el bebé lo lleve el máximo de tiempo posible sin pasar frío.
    › Cuando un bebé tiene brotes con frecuencia o no se logra que cure bien, se pueden aplicar cremas llamadas inhibidores de la calcineurina; se usan durante bastante tiempo como tratamiento que previene la aparición de brotes (3 veces a la semana).
    › Si es muy grave, pueden recomendarse tratamientos orales o incluso retirar alimentos de la dieta.

- ¿Puedo bañarlo?
  - Puedes bañarle cada día, pero debe ser un baño breve (menos de 5 min).
  - La temperatura del agua templada (36-37 °C).
  - No emplees esponja, mejor tu mano.
  - No seques completamente la piel, sino a golpecitos con una toalla suave, y aplica la crema hidratante enseguida.
- ¿Puedo hacer algo para prevenir un brote?
  - Usa ropa holgada, mejor de algodón o lino.
  - Evita la calefacción y los ambientes muy secos.

TIENE DERMATITIS DEL PAÑAL

- Es una inflamación de la piel en la zona que cubre el pañal y, sobre todo, se suele dar el primer año. Se da más en niños con piel sensible.
- Ocurre por el contacto de esta zona con las heces, la orina... y se puede ver favorecida por las fragancias o componentes del pañal, las toallitas, etc.
- ¿Tengo que ponerle siempre crema en el pañal?
  - Si tiende a sufrir dermatitis, mejor sí, en cada cambio.
  - Hay bebés que no usan y jamás tienen dermatitis.
- ¿Qué crema uso?
  - Cremas barrera (más espesas, para aislar la piel de la orina o las heces).
- **¿Qué puedo hacer?**
  - Si es una rojez leve, con la crema barrera y retirar el pañal será seguramente suficiente.
  - Si es una rojez intensa o el bebé tiene dolor, acude al pediatra porque hay que descartar una sobreinfección (por hongos) o la necesidad de tratar con cremas de corticoides.

CRISIS DE LACTANCIA

- A veces, un bebé que toma el pecho puede pasar por una fase en la que reclama más o en la que tiene una toma intranquila, puede que rechace uno de los dos pechos o que le sea más difícil alimentarse de uno. Todo esto se debe habitualmente a una crisis de lactancia.
- Suelen ocurrir:
  - A los 15-20 días de nacer, aprox.: suele coincidir con un aumento de talla o peso, toma con mucha frecuencia para aumentar la producción de leche de mamá; algunos bebés que toman fórmula también la experimentan.
  - A las 6-7 semanas: el bebé vuelve a necesitar aumentar el volumen de leche y mama con frecuencia; coincide con un cambio en el sabor de la leche de la madre y algunos niños se enfadan (estiran el pezón, lloran o se ponen nerviosos).
  - A los 3 meses: el bebé mama con menor frecuencia, las tomas son breves y la madre nota los pechos blandos; ocurre porque ha aprendido a tomar muy rápido y porque antes mamá reservaba leche en el pecho, pero ahora la fabrica rápidamente cuando el bebé empieza a succionar, a veces la leche puede tardar unos minutos en salir y algunos bebés se enfadan.
  - Al año de vida: el bebé pasa por una fase en la que come menos alimentos y algunas mamás piensan que es porque toma demasiado pecho, pero esto ocurre porque se enlentece su velocidad de crecimiento y no necesitan tanta energía de la alimentación.
  - A los 2 años: el bebé vive un momento en el que reclama autonomía e independencia, pero a la vez te necesita (los conocidos como «terribles dos»); suele coincidir con una época de rabietas. En los momentos de necesidad de mamá o nerviosismo suele tomar el pecho para relajarse y puede que te demande constantemente.

- ¿Qué puedo hacer si hay crisis?
  - Pedir ayuda (puede que durante unos días debas hacerlo todo con el bebé al pecho).
  - Ofrece el pecho cuando el bebé lo pida; probablemente será con mucha frecuencia.
  - Aplaza todo lo que puedas posponer y céntrate en el pecho esos días. Si es posible, ofrécele el pecho siempre en el mismo lugar y que sea en una habitación tranquila con luz tenue.

NO TOMA SUFICIENTE

- ¿Cuántas tomas suelen hacer los bebés al día?
  - LACTANCIA:
    - › Con 2 meses un bebé que toma pecho puede hacer unas 8 tomas en 24 h, pero es muy variable: habrá bebés que harán tomas cada 2 h y otros que duerman 5 horas seguidas y acaben haciendo menos tomas en 24 h, pero probablemente coman más cantidad de leche en cada toma.
    - › Suelen mamar como mínimo unos 10 min.
  - FÓRMULA:
    - › A esta edad, los bebés que toman fórmula suelen hacer tomas cada 3-4 h aprox., pero también es muy variable; puede ser normal que tomen con más frecuencia (cada 2 h), pero menos cantidad.
    - › Suelen tomar 150 ml/kg/día de leche. P. ej., si tu bebé pesa 4 kg, tomará 600 ml al día aprox., y si pesa 5 kg, es posible que tome 750 ml.

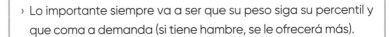

> › Lo importante siempre va a ser que su peso siga su percentil y que coma a demanda (si tiene hambre, se le ofrecerá más).

SUS CACAS NO SON NORMALES

- LACTANCIA:
  - Es muy variable: algunos bebés que toman el pecho pueden hacer 4 deposiciones al día y otros 1 cada 2 semanas, ambas situaciones son normales.
  - A veces cuesta saber si un bebé que toma el pecho tiene diarrea porque la caca es muy líquida. Habitualmente cuando tiene diarrea:
    › Aumenta la frecuencia en la que hace caca (p. ej., en lugar de 4 veces al día, hace 7).
    › Las deposiciones son más líquidas (sin grumos, mucho más acuosas, incluso el pañal las absorbe).
    › Pueden ser deposiciones explosivas (sobrepasan el pañal o enrojecen el culito).
    › Es posible que sean más abundantes (ocupan todo el pañal o lo sobrepasan).
- FÓRMULA:
  - Suelen hacer menos deposiciones: entre 2 al día y 1 cada 2-3 días.

- Es importante que los bebés no tengan dolor y las cacas no sean duras.

- Color de la caca:
  - Normal: marrón, amarillo, naranja, verde.
  - No normales: blanco, negro, rojo.

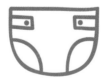

NO HACE CACA

• Con frecuencia puedes oír que si tu bebé no hace caca cada día o que, si intenta hacerla y no le sale, es que está estreñido, pero no siempre es así:

- Mi bebé aprieta para hacer caca y no sale; cuando por fin hace caca, es líquida.

  › Este bebé no tiene estreñimiento, sufre una disquecia del lactante.

  › Algunos bebés aprietan para hacer caca (se ponen rojos, hacen ruiditos, se enfadan...) muchas veces durante el día sin conseguirlo. Cuando unos días después lo consiguen, es pastosa o líquida (no tiene forma, no es dura).

  › ¿Por qué tienen disquecia?

    • Porque son muy pequeños. Se trata de una cuestión de inmadurez. Ellos aprietan el abdomen para que salgan las heces, pero en lugar de relajar el ano, también lo aprietan (como cuando nosotros estamos fuera de casa y nos estamos aguantando), de forma que no lo consiguen.

  › ¿Puedo hacer algo para que no le ocurra?

    • Puedes favorecer que el bebé se relaje, así será más probable que también lo haga el ano. P. ej., dar paseos en la mochila de porteo, bañarle (solo o contigo), darle un masaje....

  › ¿Cuándo dejará de pasarle?

    • Habitualmente sobre los 9 meses deja de ocurrir, a veces antes.

  › ¿Cuándo sí es estreñimiento?

    • Cuando un bebé no hace caca durante muchos días y cuando la hace le produce dolor, grietas o son muy duras.

TIENE MOCOS Y/O TOS

- Es frecuente que los bebés tengan un catarro; más de 200 virus distintos pueden producirlo.
- **¿Qué puedo hacer?**

  - Es recomendable realizar lavados nasales para ayudar a extraer ese moco.

¿CÓMO SE HACE UN LAVADO NASAL?

- No hay evidencia científica que indique cuál es la mejor forma; puedes escoger el método que creas que le funciona mejor a tu bebé.
- Opción A:
  1. Compra en la farmacia una jeringa de 5-6 ml y botellitas de suero fisiológico en monodosis.
  2. Aspira con la jeringa 2 ml del contenido de la botella.
  3. Coloca al bebé sentado, boca arriba o de lado.
  4. Si está de lado, instila los 2 ml de suero fisiológico por la narina que quede arriba o, si está sentado o boca abajo, por una de ellas. No hay que hacerlo con mucha fuerza, pero sí con decisión.
  5. Déjale descansar y seca con gasas el moco que haya salido.
  6. Repite con 2 ml por la otra narina.
  7. Déjale descansar y seca de nuevo con gasas.
  8. Si crees que no ha sido suficiente, repite todos los pasos.
  - Opción B:
    › Usa una botella de ducha nasal con agua de mar para bebés.
    › No es recomendable cambiar a otra botella para niños mayo-

res; la idea es hidratar el moco y que sea más fácil que salga, no arrastrarlo.

- ¿Cada cuánto puedo hacer un lavado nasal?
    › Cada vez que el bebé lo necesite, aunque se suele hacer 10 min antes de que el bebé coma o duerma.
- ¿Puedo usar un aspirador de mocos?
    › Puede irritar la mucosa nasal (y producir más moco) y causar una sensación molesta en el oído.
    › Se puede usar puntualmente si el moco es muy abundante y el bebé no puede respirar bien.

- **¿Y si tiene tos?**
  - La tos es un mecanismo de defensa que nos ayuda a expulsar el exceso de moco de la vía respiratoria, pero también las partículas de contaminación, polvo, etc.
  - Cuando el bebé está resfriado produce más moco y, gracias a la tos, puede expulsar el exceso de moco que ya ha hecho su trabajo para protegernos.
  - La tos dura habitualmente 10 días, aunque puede ser normal que dure hasta 3 semanas; cuando dura más de 4 semanas, se le llama tos crónica o persistente.

- **¿Cuándo es preocupante...**
  - **... que tenga mocos?**
    › Algunos menores de 3 meses pueden dejar de comer o dormir, estar irritables o, lo contrario, estar muy adormilados.
    › Si crees que le cuesta respirar: marca las costillas, saca el abdomen, puede que tenga aleteo nasal (las aletas de la nariz se abren para coger aire), respira muy rápido, respira como un pez...
    › Si tiene fiebre alta o fiebre de varios días.
    › Si crees que le duele el oído o le supura.
  - **... que tenga tos?**
    › Si la tos es frecuente.
    › Si crees que le cuesta respirar.
    › Si hace un ruido agudo al coger aire (estridor).
    › Si la tos dura más de 10-14 días.
    › Si, además, tiene fiebre alta o fiebre durante varios días.

TIENE FIEBRE

- ¿Qué se considera fiebre?
  - Temperatura rectal de 38 °C o más.
  - Temperatura axilar de 37,5 °C aprox.
- ¿Cómo medir la fiebre?
  - Idealmente en el recto, pero en general no recomendamos hacerlo en casa (mejor enfermero o pediatra).
  - En casa, con un termómetro axilar.
- ¿Qué termómetro usar?
  - El más práctico es el digital.
  - Los termómetros de Galinstan son bastante fiables, pero tardan más tiempo en medir la fiebre.
- Si tu bebé es menor de 3 meses y tiene fiebre, hay que consultar.
- Si tiene fiebre y una edad entre 3 y 6 meses:
  - Consulta si:
    - › Hay fiebre de 39 °C o más.
    - › Tiene una fiebre menor de 39 °C, pero durante 24 h o más.
    - › Tiene fiebre de cualquier magnitud y:
      - Mal aspecto (manchas que no desaparecen al estirar la piel, frío, llanto débil...).
      - Dificultad respiratoria
      - Signos de deshidratación (rechaza las tomas, no hace pipí...).
      - Muy irritable o lo contrario, muy adormilado.

SE HA DADO UN GOLPE EN LA CABEZA

- Durante el primer año, es frecuente que el bebé caiga desde el cambiador, la cuna, la cama de sus padres, la hamaca... o desde su propia altura cuando ya camina:
  - Casi el 90 % son golpes leves.
  - 1 de cada 10 bebés se da un golpe fuerte a lo largo de la infancia.
  - Los traumatismos suponen la principal causa de muerte desde el año.
  - Las fracturas craneales son más frecuentes cuanto menor es la edad.

- Las causas de golpe en la cabeza en menores de 2 años son, sobre todo, caídas y maltrato infantil.
- **Acude a urgencias si...**
  - Se produce una caída de 1 m o más de altura durante el primer año.
  - Ha sido o puede haber sido un golpe fuerte (accidente de tráfico, atropello de bici, golpe con objeto pesado, caída importante o se ha caído y no lo has visto...).
  - Aparece un chichón o un golpe grande o que va creciendo cada vez más.
  - Pierde la consciencia (aunque sean pocos segundos).
  - Está irritable.
  - Está muy somnoliento.
  - Sale sangre o un líquido claro por nariz u oídos.
  - Golpe alrededor de los ojos (ojos de mapache).
  - Hematoma detrás de las orejas.
  - Vomita.
  - Cuesta despertarlo.
  - Tiene las pupilas de diferente tamaño.
  - Deja de hacer algo que antes hacía.
  - No mueve alguna extremidad.
  - Parece que algo le duele cuando le tocas (brazo, pierna...).
  - Tiene convulsiones o hace movimientos repentinos como sacudidas en brazo, pierna...
  - Se ha caído y aprecias alguna deformidad en cabeza, nariz, extremidad...
  - Presenta una herida abierta que sangra y puede necesitar sutura.
  - La fontanela está tensa o abombada.
- **¿Qué puedes hacer en casa?**
  - Observa durante las siguientes 24-48 h.
  - Propicia un ambiente tranquilo.
  - Aplica frío local de forma intermitente (p. ej., hielos en paño fino).
  - Ofrece tomas de pecho.
  - Si tiene sueño, puedes dejarlo dormir, pero comprueba su estado de consciencia cada 3-4 h (que esté dormido, pero no desmayado).

CACAS DURAS

- A esta edad, entre 1 y 6 meses, lo más habitual es que las deposiciones no tengan forma ni produzcan dolor.
- Pero algunos bebés pueden sentir dolor.
- Consulta si:
  - El bebé está varios días sin hacer caca o llora cuando intenta hacerla.
  - Cuando finalmente lo consigue, las cacas tienen forma o son duras, incluso algunos bebés presentan una fisura anal o restos de sangre en las heces.

HACE CACA CON SANGRE

- Varios diagnósticos son posibles, pero los más frecuentes a esta edad son:
  - Estreñimiento.
  - Alergia alimentaria: casi siempre a la proteína de leche de vaca. Si el bebé toma el pecho, también puede ser alergia al trigo, soja, huevo, pescado, legumbres, frutos secos...
  - Infección intestinal.
  - Invaginación intestinal.
  - Deglución de sangre materna (por fisuras en los pezones).
- Si te parece ver restos de sangre, consulta al pediatra.

RECHAZA LAS TOMAS

- Es un problema bastante frecuente: hasta el 25 % de los bebés (40-70 % si son prematuros y 80 % si son bebés con alguna discapacidad) padece, en algún momento, dificultades para alimentarse.
- Causas más frecuentes a esta edad:
  - Dolor (heridas en el esófago por reflujo frecuente o abundante, alergia a la proteína de la leche de vaca o a otra proteína si toma pecho, etc.).
  - Estreñimiento.
  - Infección (p. ej., si el bebé tiene moco y no puede respirar bien, probablemente no comerá, o si tiene infección de orina, un síntoma puede ser no comer...).

- Crisis de lactancia.
- Mala experiencia (p. ej., ha ocurrido un accidente, se ha quemado en una toma o se ha atragantado).
- Otros: cardiopatías, malrotación intestinal, intoxicación, etc.
- El bebé debe comer a demanda: cuando tiene hambre y reclama la toma, debes ofrecérsela.

> - Antes se recomendaba ofrecer el pecho o el biberón a unas horas determinadas; actualmente está desaconsejado; el bebé debe comer en función de su hambre o saciedad.

- Si tu bebé lleva más horas de las habituales sin comer, puede que sea algo puntual.
- Si crees que puede deberse a una crisis de lactancia o tu bebé está muy distraído (deja de comer porque quiere mirar a su alrededor, etc.), prueba a ofrecer la toma en un ambiente más tranquilo, el bebé y tú solos, con una iluminación tenue y en un lugar conocido. Si aun así rechaza las tomas, consulta.
- Si ha dejado de reclamar las tomas o las reclama, pero al comer se queja y come mucho menos de lo habitual, o si asocias algunos síntomas como vómitos, diarreas, sangre en heces, llanto..., consulta a tu pediatra.

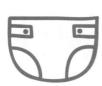
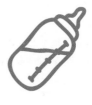

TIENE REFLUJO Y/O REGURGITA

- El reflujo es el paso de la leche del estómago a la boca (la leche sube hacia la boca). En cambio, se dice que regurgita cuando el bebé escupe restos de leche.
- ¿Todos los bebés tienen reflujo?
  - La mayoría sí, sobre todo, entre los 1-4 meses.
  - Se resuelve habitualmente entre los 12-18 meses.
- Ocurre por el propio cuerpo del bebé: la válvula que cierra el paso de los alimentos del esófago al estómago no cierra bien aún.
- ¿Cómo diferenciar regurgitación de vómito?
  - Habitualmente, cuando el bebé vomita, suele expulsar la leche con más fuerza (la regurgitación suele tener menos fuerza, parece «una fuente»).
  - Tanto una regurgitación como un vómito pueden ser abundantes.
- **¿Cuándo debes preocuparte o consultar?**
  - El reflujo produce dolor (sospecha de esofagitis).
  - El bebé baja de peso, no engorda o el reflujo es muy abundante.
  - Hace «apneas» (no respira, incluso a veces no respira y traga).
  - Se pone azul y no respira cuando tiene reflujo.
  - Ves restos de sangre en la leche que regurgita (y no procede de fisuras en el pezón de mamá).

TIENE LEGAÑAS O SECRECIÓN POR LOS OJOS

- Es frecuente que el bebé tenga algo de legañas, secreción o lagrimeo.
- ¿Por qué ocurre?
  - El conducto nasolagrimal, que lleva la lágrima y las secreciones del ojo hacia dentro de la nariz, es muy finito en el bebé y a veces se obstruye, sobre todo si tienen mocos.
- ¿Qué hacer?
  - Aplica unas gotas de suero fisiológico en el ojo y realiza un masaje con el dedo (mano limpia) en la zona entre el ojo y la nariz (se nota un pequeño hueco). Repite este masaje 3 veces al día.

- ¿Cómo saber que no es conjuntivitis?
  - Generalmente, en las conjuntivitis, el blanco del ojo está rojo o los párpados rojos o algo hinchados.
  - En las conjuntivitis, la secreción suele ser mayor.
  - A veces, si la obstrucción del conducto no se soluciona con lavados y masaje, puede acabar produciéndose una conjuntivitis; hay que vigilar.
- ¿Cuándo consultar?
  - Si es la primera vez que le ocurre.
  - El blanco del ojo está rojo.
  - Los párpados están rojos y/o hinchados.
- ¿Cuándo esperar?
  - Cuando la secreción o el lagrimeo son escasos.
  - Cuando el blanco del ojo no está rojo, los párpados no están hinchados o rojos, el bebé está bien (come, duerme, ríe...)
  - Si sufre obstrucciones con frecuencia y ni el ojo ni los párpados están rojos y/o hinchados, puedes hacer lavados en casa 2-3 días antes de consultar.
- ¿Cuándo deja de ocurrir?
  - Normalmente, las obstrucciones del conducto nasolagrimal se resuelven en los primeros meses y casi el 100 % al año.
  - A algunos bebés que les ocurre con mucha frecuencia, o acaban sufriendo conjuntivitis u otras infecciones secundarias con frecuencia, se les deriva al oftalmólogo.
  - Casi siempre se espera a los 12 meses para intervenir, colocando una sonda en el conducto.

«Encerrados en casa, no se está
tan mal con un bebé».

Esta etapa la vivimos en pandemia y confinados.

Mi bebé ya no lloraba, y después de esos primeros meses tan tre-mendamente duros, todo me parecía MARAVILLOSO. Si tu bebé llora, confía en mí, después todo te parecerá muy fácil y, además, ¡cada vez lo será más!

Lo bueno de estar confinados fue que pudimos adaptarnos fácil-mente a los horarios de la bebé. Empezó la alimentación (con baño tras baño porque se ensuciaba mucho), organizamos horarios de sueño, hubo muchas horas de movimiento libre (todo el día en casa y en el suelo), tantas que gateó pronto y eso significó todavía menos horas de llanto. Fue una época muy feliz... (pensando en la familia).

3

De 6 a 12 meses

SENTIDOS

VISTA

- De 5 a 8 meses:
  - El bebé puede ver a más distancia que en meses anteriores.
  - Puede enfocar sin estrabismo («no se le va un ojo»).
  - Distingue entre varios colores.
  - Mejora la coordinación óculo-manual (ojo-mano).
  - Puede seguir la trayectoria de una pelota.
- De 9 a 12 meses:
  - Ve bien de cerca y de lejos.
  - Puede enfocar bien objetos en movimiento (p. ej., otro niño que juega).
  - Coordinación óculo-manual (ojo-mano) bastante buena.
  - Hace la pinza: ve algo, va hacia el objeto y, aunque sea pequeño, puede cogerlo entre el dedo gordo y el índice.
  - Le gusta ver las imágenes de los cuentos, sobre todo de los que ya conoce.
  - Le gusta mirar objetos compuestos por partes e intenta averiguar cómo funcionan.
- Propuesta de estimulación de la visión y el lenguaje: cuando salgáis a pasear, señala lo que ves, enséñale los nombres de las cosas u objetos...

OÍDO

- A los 6-7 meses:
  - Se fija en los distintos sonidos y palabras.
  - Empieza a balbucear.
  - Primeros intentos para hablar. Es importante favorecerlos: espera a que termine de hablar y repite sus sonidos, contéstale, cuéntale qué estáis haciendo, enséñale palabras sencillas para que repita...
- A los 8-12 meses:
  - Empieza a entender lo que le dices.
  - Conoce algunas palabras como «teta», «bibe», «pelota»...
  - Responde a su nombre y te mira cuando le dices «No».

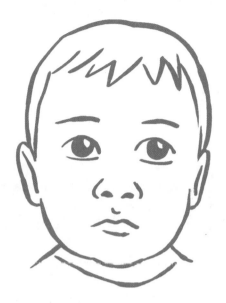

- Cada vez hace más sonidos como «ba» o «ga», que acaba uniendo: «baba», «gaga».
- Empieza a asociar palabras con objetos.
• A finales del primer año:
  - Responde bien a peticiones sencillas («Di adiós»).
  - Dice una palabra «a propósito». P. ej., «mamá» para llamar a mamá.
  - Intenta balbucear en conversaciones reales.

GUSTO

• A los 6-7 meses:
  - Etapa en la que el bebé empieza a probar alimentos.
  - Los bebés tienen preferencia por los sabores dulces, pero es recomendable invitarles a probar variedad de alimentos para que, más tarde, no rechacen algunos grupos.
  - Es normal que un bebé rechace muchas veces un alimento antes de probarlo. Simplemente ofréceselo en el plato, aunque no se lo coma, sin forzarle. También es importante que lo vea, lo toque, lo huela...
• A los 8-12 meses:
  - Sigue ofreciéndole alimentos variados, aunque haya algunos que no los pruebe.

CÓMO ES II

SENTIDOS
- Es posible que un bebé no pruebe un alimento hasta que no lo haya visto, al menos, 10-15 veces o más.

TACTO
- A los 6-7 meses:
  - El bebé tiene una alta sensibilidad en los pies. A través de ellos siente o conoce texturas, temperaturas, formas de objetos... Recibe mucha información del entorno.
  - El bebé se lleva los pies a la boca, los usa para empujarse, voltear, patalear...
  - Si es posible, deja que juegue descalzo y que explore con seguridad.
- A los 8-12 meses:
  - En esta etapa el bebé empieza a desplazarse de forma autónoma: gateando o caminando.

> - Es muy importante revisar la casa en busca de objetos o lugares peligrosos.

CUÁNDO CONSULTAR
- A los 6-7 meses:
  - Si crees que tu bebé no te reconoce.
  - No tiene interés por observar libros, juguetes, etc.
  - Uno o ambos ojos se van hacia fuera o hacia dentro, aunque sea solo unos segundos.
  - No responde al sonido (p. ej., no se gira para ver quién llega cuando se oye la puerta).
  - Nunca se ríe en voz alta o no sonríe ni emite sonidos cuando le hablan.

- A los 8-12 meses:
  - Uno o ambos ojos se van hacia fuera o hacia dentro, aunque sea solo unos segundos.
  - No reconoce o no ve objetos o personas que están lejos.
  - Lagrimeo, secreciones o legañas frecuentes en los ojos.
  - Sensibilidad a la luz.
  - Tiene los párpados caídos.
  - Se frota o rasca los ojos de forma excesiva.
  - Parece que no oye.
  - Si crees que hay algo que no ve.
  - No balbucea.
  - No imita sonidos, no responde a la voz o a los ruidos de su alrededor.

CRECIMIENTO

- A los 6 meses, muchos bebés ya han duplicado su peso de nacimiento.
- Entre los 6 y los 12 meses, el bebé engorda entre 42 y 85 g a la semana.
- Si su peso, talla y perímetro craneal siguen su percentil, es que está teniendo un crecimiento adecuado.
- Al cumplir el año, el bebé promedio (no todos) ha triplicado su peso al nacer (p. ej., si pesó 3 kg al nacer, ahora pesa 9 kg).
- Ver págs. 192 «Mi bebé no engorda» y «El bebé pesa mucho», pág. 124.

COMPORTAMIENTO

- Ya es capaz de llamar tu atención y le gusta interactuar más contigo.

DESARROLLO I

DESARROLLO PSICOMOTOR

ENTRE 6 Y 9 MESES
(el intervalo en el que el bebé hace cada acción es amplio)

- Se lleva juguetes y otros objetos a la boca.
- Intenta alcanzar cualquier cosa (o todas las cosas) que ve.
- Busca un objeto que ha caído (el 50% lo hace a los 6 meses, el 75% con casi 7 y el 95% a los 8).
- Busca un objeto desaparecido, p. ej., bajo las sábanas (el 50% lo hace a los 7 meses y 1 semana, el 75% a los 8 y medio y el 95% a los 10 y medio).
- Se pasa un juguete de una mano a otra (el 50% a los 5 meses y medio, el 75% a los 6 y medio y el 95% a los 8).
- I lace la pinza (junta las yemas de los dedos índice y pulgar) (el 50% a los 8 meses y medio, el 75% a los 11 y medio y el 95% a los 13).
- Juega a esconderse (el 50% con 7 meses, el 75% con 8 y el 95% con 12).
- Se quita un pañuelo de la cara (el 50% a los 5 meses y medio, el 75% a los 6 y medio y el 95% a los 7 y medio).
- Se impulsa en el suelo hacia delante y atrás.
- Se mueve en la dirección hacia la que quiere ir (p. ej., cuando te ve entrar en la habitación, levanta los brazos e inclina el cuerpo hacia ti).
- Se da la vuelta en ambos sentidos, de boca arriba a boca bajo, y al revés (el 50% a los 6 meses, el 75% a los 7, el 95% a los 8 meses y 3 semanas).
- Aguanta sentado sin caerse; lo colocas sentado sin apoyo y no cae (el 50% a los 7 meses y 1 semana, el 75% a los 8 y el 95% a los 9 y medio).
- Empieza a adoptar la postura de gateo.
- Se pone de pie con apoyo (el 50% a los 8 meses y 1 semana, el 75% a los 9 y el 95% a los 11).
- Se sienta solo, pasando de tumbado a sentado sin ayuda (el 50% a los 9 meses, el 75% a los 10 y medio y el 95% a los 13).
- Balbucea (el 50% a los 5 meses y medio, el 75% a los 6 y 1 semana y el 95% a los 7 meses y 3 semanas).
- Comprende el «no» (el 50% a los 8 meses y medio, el 75% a los 9 y medio y el 95% a los 15).
- Hace pedorretas.
- Empieza a reconocer su nombre.

- Entiende algunas palabras como «baño», «teta», «bibe».
- Utiliza la voz para atraer tu atención o expresar emociones (felicidad, etc.).

- Reconoce y responde con alegría a rostros conocidos (mamá, papá, abuelos...).
- Se sobresalta ante ruidos fuertes o llora cuando se asusta.

¿CUÁNDO CONSULTAR A LOS 6 MESES?

- No es capaz de agarrar objetos.
- No gira la cabeza al oír el sonido de la voz.
- No sonríe a los conocidos (mamá, papá...).
- Falta de interés por el entorno.
- No balbucea, no intenta comunicarse.

- No muestra coordinación óculo-manual.
- Pierde habilidades que antes tenía.
- Tiene movimientos asimétricos o una parte del cuerpo parece más débil.

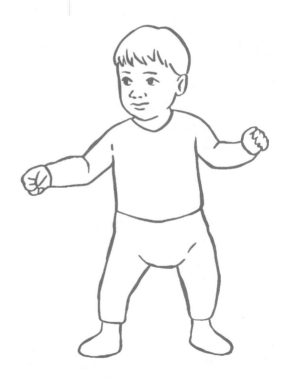

DESARROLLO PSICOMOTOR

A LOS 9 MESES

- El bebé gatea (aunque no todos, algunos niños nunca llegan a gatear y otros lo hacen alrededor de los 12 meses).
- Puede tener miedo a los desconocidos.
- Alrededor de esta edad aparece, por primera vez, la ansiedad por separación: empieza a llorar cuando te vas, a veces incluso llora de noche si se despierta y no te ve, aunque estés al lado, o siente miedo o rechazo hacia personas nuevas.

¿Qué puedo hacer?

- Entender que es una fase normal del desarrollo.
- Despedirte con tranquilidad y seguridad (nunca irte sin decirle que te vas y cuándo volverás).
- No alargar la despedida.

- Si el bebé tiene vínculo con la persona con la que lo dejas, normalmente es más fácil (pareja, abuelos, persona que conoce desde hace mucho tiempo y con la que pasa varias horas a la semana...).
- Busca la seguridad de sus cuidadores principales: p. ej., un bebé que empieza a gatear vuelve a menudo con mamá o papá mientras desarrolla esta nueva habilidad.
- Le gustan los juegos interactivos («cucú-tras», «cinco lobitos»...).
- Mira las páginas de un cuento mientras se lo lees.
- Golpea objetos contra el suelo o contra otros objetos.

Signos de alarma

- Espasticidad: músculos tensos y rígidos.
- Hipotonía axial: debilidad muscular del eje central del cuerpo (espalda).
- No agarra objetos con fuerza.
- Si tú lo sientas, no se aguanta sin apoyo.
- Ausencia de sonidos mono o bisílabos (ma, ma, ma o pa-pa, ta-ta).
- No sufre angustia frente a extraños alrededor de los 8-9 meses.
- No reconoce a sus cuidadores.
- No se observan conductas imitativas: sonidos, gestos o expresiones.

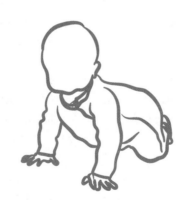

DESARROLLO PSICOMOTOR

DE 9 A 12 MESES

- Imita gestos, p. ej., adiós (el 50% lo hace a los 9 meses y 1 semana, el 75% a los 11 y el 95% a los 13).
- Colabora cuando le visten (el 50% a los 8 meses y 1 semana, el 75% a los 13 y el 95% a los 16).
- Reconoce su nombre (el 50% a los 8 meses y 3 semanas, el 75% a los 10 y medio, el 95% a los 12).
- Comprende algunas palabras (el 50% a los 10 meses y medio, el 75% a los 11 y el 95% a los 13).
- Camina apoyado en muebles (el 25% a los 7 meses y 1 semana, el 50% a los 8 y medio, el 75% a los 10 y el 90% a los 12 meses y 3 semanas).
- Aprende a pasar de tumbado a sentado él solo (el 50% a los 9 meses, el 75% a los 10 y medio y el 95% a los 13).

¿Cómo aprende a gatear?

- Los bebés habitualmente suelen empezar a voltear, después aguantan la espalda cuando les colocas sentados, luego se ponen de pie con apoyo y más tarde aprenden a pasar de tumbados a sentados.

- Cuando pasan de tumbados a sentados, hay un momento en que están de rodillas y con las manos apoyadas y, poco a poco, empiezan a desplazarse.
- Habitualmente, primero reptan tumbados en el suelo moviéndose hacia atrás y hacia los lados, y luego aprenden a reptar o gatear hacia delante.
- Algunos bebés no gatean así, sino que se desplazan como arrastrándose sobre las nalgas, tumbados en el suelo o rodando sobre ellos mismos.
- Un 10-20% de los bebés no gatean nunca; por eso, el gateo no aparece en las tablas de desarrollo. Es interesante que un bebé gatee porque estimula su desarrollo, coordinación..., pero no es indispensable.

> Lo importante es que todos acaben desplazándose de forma autónoma antes de los 17 meses (gateando o caminando).

¿Y a caminar?

- Los bebés primero suelen aprender a ponerse de pie con apoyo (y se vuelven a sentar), después son capaces de dar algunos pasos desplazándose lateralmente agarrados a los muebles, luego caminan entre islas (se sueltan unos segundos para pasar de un mueble a otro) y más tarde caminan sin sujetarse (unos 5 pasos antes de dar más pasos).

¿Cómo estimulo su movimiento?

- Déjale que se mueva libremente en lugares seguros.
- Que esté mucho tiempo en el suelo (a veces, lo único que le falta es tiempo; reduce el rato que pasa en cochecitos, cunas...).
- Coloca su juguete favorito algo alejado y anímalo a moverse hacia allí.
- Evita tacatás (por los accidentes), caminadores (aprende a andar apoyado al frente, y luego tiene problemas para andar con la base de sustentación debajo de él), tus manos...

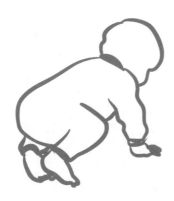

DESARROLLO IV

DESARROLLO PSICOMOTOR

12 MESES

- Dice adiós con la mano.
- Balbucea entonando como si hablara.
- Golpea entre sí objetos que sostiene con ambas manos.
- Introduce cosas en recipientes y las saca.
- Disfruta del «cucú-tras», el «¿dónde está?», las «palmas palmitas» y otros juegos sociales.
- Le gusta que le lean y observar libros de imágenes.
- Se siente orgulloso cuando adquiere una nueva habilidad.
- Sigue órdenes de un solo paso (p. ej., «Dame la pelota»).
- Observa e imita a niños mayores y adultos.
- Repite conductas que producen un efecto deseado (p. ej., deja caer un objeto para que tú lo recojas).

- Se lleva un vaso a la boca (el 50 % lo hace a los 12 meses, el 75 % a los 14 y el 95 % a los 17).
- Dice «mamá» o «papá» para llamar a mamá o a papá (el 50 % a los 11 meses y medio, el 75 % a los 13 y el 95 % a los 16).
- Señala con el índice (el 50 % a los 10 meses y medio, el 75 % a los 13 y el 95 % a los 16).
- Da 5 pasos (el 50 % a los 12 meses, el 75 % a los 13 y el 95 % a los 15).

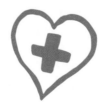

¿Cuándo consultar a los 12 meses?

- El bebé cojea o camina con paso irregular.
- No puede coger objetos pequeños (p. ej., una pasa) y no come nunca con las manos.
- No señala objetos.
- No repite sonidos que oye ni balbucea.
- No balbucea emitiendo sonidos consonánticos («ba», «da», «ga»).
- No se pone de pie.
- Realiza estereotipias: aleteo de las manos, se balancea, repite el mismo sonido o movimiento...
- No entiende órdenes sencillas.
- No usa gestos para comunicarse.
- No explora sus juguetes o el entorno.
- No imita.
- Siempre está inquieto (no para).
- No responde a «no» ni a «adiós» a los 15 meses.
- No interactúa contigo, no intenta hablar contigo, pedirte algo ni responde a señales de los padres.
- Deja de hacer algo que antes hacía.
- Parece que no tiene fuerza en alguna parte del cuerpo.

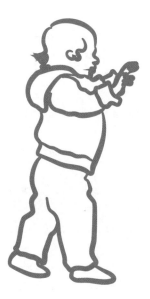

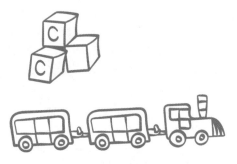

ALIMENTACIÓN COMPLEMENTARIA

¿Qué es?

• Según la AEP es el proceso por el que se le ofrecen al bebé alimentos distintos de la leche como COMPLEMENTO y NO como SUSTITUCIÓN.

  - No dejes de darle leche; sigue siendo el alimento principal.
  - Dale primero leche y después comida; de esta forma, la comida complementa la leche, no la sustituye.

¿Cuándo debe empezar a comer?

• Se recomienda que empiece a los 6 meses porque es cuando sus necesidades de energía y nutrientes aumentan, su organismo tiene la madurez necesaria para asimilar la nueva alimentación y su desarrollo psicomotor es adecuado para empezar a comer.

• La AEP refiere que los que toman leche de fórmula pueden empezar entre los 4 y los 6 meses (no hay consenso) aunque idealmente empezarán a comer también a los 6 meses.

• Los bebés prematuros, generalmente, empiezan a los 6 meses de edad corregida, pero siempre hay que valorarlo individualmente.

• No se recomienda empezar más tarde de las 26 semanas.

Requisitos en el desarrollo del bebé para que pueda empezar a comer

• Debe tener interés por la comida.

• No debe tener reflejo de extrusión (empuja con la lengua hacia fuera todo lo que nota en la boca).

• Coordinación ojo-mano-boca: es un requisito indispensable si hace Baby Led Weaning (BLW; ver pág. 162 «Baby Led Weaning (BLW) o puré») y recomendable si come puré para que pueda tocar la comida, coger la cuchara...

• Debe mantener el tronco erguido cuando lo sientas (no necesita las manos para sujetarse o no se cae hacia los lados cuando lo sientas en una trona y tiene la espalda erguida).

¡ATENCIÓN!: La mayoría de los bebés no cumplen estos requisitos a los 4 meses. Aunque un bebé vaya a comer puré, si no mantiene el tronco erguido, el riesgo de que se atragante y no pueda toser con fuerza es mayor.

¿Cuánta leche debe tomar?

- Sigue ofreciéndole leche a demanda porque es el alimento principal.
- La leche contiene la mayoría de los nutrientes que necesita el bebé y también muchas calorías.

  250 ml de puré de verduras y pollo tiene menos calorías (unas 90) que 250 ml de leche materna (200) o de fórmula (unas 170).

- Poco a poco, la mayoría de los bebés van disminuyendo la cantidad de leche que toman.
- De 6 a 12 meses, son suficientes entre 280 y 500 ml de leche.
  - Si tu bebé toma mucha más, dale tiempo (no disminuyas la cantidad que toma de un día para otro, pueden pasar meses) y valora si toma mucha leche, pero también come mucho (es glotón) o si realmente la leche puede estar desplazando la toma de otros alimentos; en ese caso, consulta al pediatra.
  - Si toma pecho, no sabes la cantidad de leche que está tomando, pero la mayoría de los bebés, además de tomar pecho a demanda, comen otros alimentos.
  - Si tu bebé no come (solo toma pecho o biberón), ver pág. 119, «Qué hago si no come».
- El número de tomas de pecho que cubre las necesidades de un bebé de 6 a 12 meses es de 4-5 al día (en 24 h, teniendo en cuenta las horas nocturnas), pero es muy variable (por la succión no nutritiva, etc.).

ALIMENTACIÓN II

ALIMENTACIÓN COMPLEMENTARIA

Mi bebé toma pecho o fórmula a demanda y me cuesta coordinar las comidas de la familia con las tomas:

> La recomendación es no sustituir la toma por la comida; es decir, no ofrecer «a posta» comida antes de que pida leche con la idea de que así tome más.

- Si ofreces pecho o fórmula a demanda y el bebé puede tomar cuando necesite, es perfecto. Si el bebé tiene hambre, reclamará y le ofrecerás.
- Si el bebé reclama la toma (pecho o biberón) y le ofreces comida en lugar de leche, probablemente se pondrá nervioso y no querrá comer.
- Si crees que falta poco para que el bebé tenga hambre y coincide con que vais a comer, ofrécele pecho o fórmula antes de comer.
- Si hace poco que ha tomado su leche (p. ej. hace unos 40-50 min y come cada 3 h aprox.), no hace falta que vuelvas a ofrecerle si crees que no quiere y no reclama. El proceso debe ser muy natural.

¿Qué alimentos debe empezar a comer?

- La creencia general es que debe empezar comiendo frutas y verduras.

> Pero la recomendación de la AEP y la AAP es que empiece por ALIMENTOS RICOS EN HIERRO: carne, pescado, legumbres, yema de huevo, marisco, frutos secos triturados, algunas verduras, algunos cereales...

- Empieza con alimentos:
    - Que coma en casa.
    - Que te den tranquilidad.

¿Cada cuánto puedo ofrecer un alimento nuevo?

> Se recomienda dejar pasar unos días (2-5) entre un alimento nuevo y el siguiente para poder valorar la aparición de reacciones alérgicas.

EJEMPLOS PRÁCTICOS:
- Si por primera vez le das a tu bebé una papilla de 3 frutas (manzana, pera y plátano) y este es alérgico al plátano, lo más probable es que cuando lleve 2-3 días tomándola aparezcan síntomas de alergia —habones en la piel, estornudos, vómitos, diarreas, etc.—; en ese caso, el pediatra te recomendará retirar las 3 frutas de su dieta hasta hacer pruebas y comprobar a qué es alérgico.
- Si, en cambio, le ofreces pera durante 2-3 días, manzana otros 2-3 días y plátano 2-3 días después, podrás distinguir a qué es alérgico.

- Entonces ¿el bebé solo puede comer un alimento al día?
  - No; se recomienda que SOLO coma UN alimento NUEVO al día, pero los que ya has introducido y sabes que tolera los puede comer a lo largo del mismo día o mezclar con los nuevos.

¿Cuántas veces al día debo ofrecerle comida?
- No hay una respuesta universal.
- La orientación es:
  - De 6 a 8 meses: 2-3 veces al día.
  - De 9 a 23 meses: 3-4 veces al día +/– 1 o 2 snacks (un snack puede ser pecho, leche de fórmula, fruta, un trozo de pan o también un *porridge*, unas tortitas saludables...).
- ¿Y si mi bebé pide comida cada vez que me ve comer?
  - Ofrécele, por supuesto.
  - Algunos bebés tienen más interés por la comida que otros y comen 4 veces con 6 meses, o 5 veces con 11 meses, etc.

ALIMENTACIÓN III

ALIMENTACIÓN COMPLEMENTARIA

¿Le ofrezco agua?

- Sí, se recomienda ofrecer agua a demanda en el momento en el que se inicia la alimentación complementaria.
- Darla después de las comidas y dejarla a la vista es una buena idea.

¿Cuándo empezará a cenar?

- No hay una edad recomendada.
- Algunos bebés cenan desde los 6 meses y otros a partir de los 10 en función de los horarios de sueño, los horarios de la familia, el interés del bebé...
- Muchos bebés comienzan a cenar a los 9 meses porque es cuando suelen comer más veces al día y una de esas comidas extra suele coincidir con la cena.

NO se recomienda ofrecer alimentos NUEVOS —solo aquellos que ya sabes que tolera— a la hora de cenar o justo antes de ir a dormir alguna siesta porque no se puede apreciar si hay alguna reacción alérgica.

¿Qué alimentos no puede comer?

Se recomienda evitar:

- Sal: hasta los 12 meses como mínimo.
- Azúcar: la OMS recomienda 0 g/día hasta, al menos, los 2 años.
- Miel: hasta los 12 meses por el riesgo de botulismo.
- Queso y yogur: hasta los 9 meses; a partir de ahí en pequeñas porciones y desde los 12, en mayor cantidad.
- Leche de vaca: hasta los 12 meses.
- Leche o tortitas de arroz: hasta los 6 años.
- Cabezas de gambas, cigalas, langostinos... o cuerpos de crustáceos tipo cangrejo: por el contenido en cadmio.

- Peces grandes como el lucio, el atún rojo, el emperador o pez espada y el tiburón (tintorera, cazón, pintarroja...): hasta los 10 años.
- Pez mantequilla: produce vómitos y diarreas en algunas personas y no se recomienda en niños.
- Huevos, carnes o pescados crudos: para evitar infecciones.
- Carne de caza silvestre cazada con munición de plomo: hasta los 7 años.
- Algas: en niños de todas las edades, por su elevado contenido en yodo.
- Espinacas y acelgas: hasta los 12 meses, aunque podrían ofrecerse si no se superan los 35 g/día. A partir de los 12 meses, máximo 45 g/día.
- Borraja: hasta los 3 años.
- Infusiones: hasta los 12 meses o nunca (porque no son necesarias, sacian, algunas sustancias naturales pueden tener efectos secundarios en niños y algunas llevan mucho azúcar).
- Té y café: disminuyen la absorción del hierro y desplazan la ingesta de otros alimentos.
- Alimentos que supongan riesgo de atragantamiento; se pueden ofrecer adaptados.

¿No puede comer huevo hasta los 9 meses y pescado hasta los 10?
- Antes se pensaba que introducir los alimentos más alergénicos a los 6 meses podía aumentar el riesgo de alergia, pero ahora se sabe que no es así, sino todo lo contrario: introducirlos a los 6 meses se cree que disminuye la probabilidad.

 Desde los 6 meses, el bebé puede comer todos los alimentos excepto los de la lista anterior.

ALIMENTACIÓN COMPLEMENTARIA

¿Baby Led Weaning (BLW) o puré?

- El BLW es una forma de ofrecer comida al bebé en la que él dirige el proceso: escoge qué come y en qué cantidad.
- Los alimentos se ofrecen:
  - En trozos.
  - Con una consistencia adecuada.
  - Adaptados a la edad.
- El bebé se sienta con el resto de la familia a la mesa.
- Se sigue ofreciendo leche a demanda.

Pros del BLW

- Mayor aceptación de comida sana y variada: el bebé se acostumbra a comer los alimentos en su forma original y no los rechaza cuando es más mayor porque ya los ha comido muchas veces antes.
- No hay transición de puré a sólidos: algunos bebés rechazan las texturas cuando se les empieza a ofrecer trozos, sobre todo si se hace más tarde de los 10 meses (entonces, esta transición puede ser difícil).
- Fomenta el desarrollo psicomotor: coordinación ojo-mano-boca.
- Mejor musculatura orofacial porque hace movimientos de masticación y, a su vez, favorece el inicio del habla.
- Favorece el mantenimiento de la LM (aumento de la duración media de la LM si se hace BLW).
- Se suele iniciar a los 6 meses, que es la edad en la que la OMS recomienda empezar con la alimentación complementaria.
- Favorece la alimentación perceptiva: el bebé come únicamente si tiene hambre.
- Aumento de la satisfacción familiar: menos familias creen que el bebé es «mal comedor».

Contras del BLW

- A veces, es difícil encontrar apoyo en el entorno.
- Miedo al atragantamiento, aunque ya se ha demostrado en múltiples estudios que los bebés que hacen BLW y siguen unas normas básicas de seguridad no se atragantan más que los que comen purés. La AEP recomienda educar a las familias en la prevención de atragantamientos, independientemente del método de alimentación utilizado.
- Temor al déficit nutricional, pero no se han visto diferencias calóricas entre los bebés que hacen BLW y los que comen puré.

¿Algo más para tener en cuenta?

- Sí, la CANTIDAD MÁXIMA DE PROTEÍNA ANIMAL DIARIA.
- ¿Qué es?
  - Está demostrado que los bebés que comen demasiada proteína animal al día tienen mayor riesgo de desarrollar obesidad infantil.
  - Actualmente, la cantidad media de proteínas que consumen los niños es 4 veces superior a lo recomendado y este consumo excesivo aumenta el riesgo futuro de obesidad y enfermedades cardiovasculares (hipertensión, infarto de miocardio, ictus).

> Entre 6 y 12 meses no se recomienda al día más de:
> - 20-30 g de carne.
> - 30-40 g de pescado.
> - 1 huevo talla S.

- ¿Puedo ofrecer 30 g de carne en la comida y 40 g de pescado en la cena?
  - No, si un bebé ha comido 30 g de carne, en la cena puedes ofrecerle proteína vegetal (p. ej., legumbres), pero no más animal (ni pescado ni huevo).
- ¿Y si le he ofrecido 30 g de carne, pero no ha comido nada?
  - Sí, por supuesto, si ha comido la mitad de lo que le has ofrecido, puedes dejar la otra mitad para la cena. O si no ha comido nada de nada, puedes ofrecérselo todo en la cena.

ALIMENTACIÓN COMPLEMENTARIA

¿Y si quiero empezar con purés?

• Tienes que seguir las mismas recomendaciones:

- No mezclar en un mismo puré más de un alimento nuevo.

P. ej., si no ha probado zanahoria ni boniato, no los ofrezcas en un mismo puré o día.

Es importante:

• Ofrecer purés con grumos y distintas texturas para que no lo rechace después.

• Hacer la transición de puré a sólidos antes de los 9 meses; a partir de entonces, es más probable que rechace las texturas.

• Saber que la OMS refiere que a los 8 meses la mayoría de los bebés son capaces de comer trocitos de comida ellos solos y que, a los 12, la mayoría pueden comer los mismos alimentos que come el resto de la familia (adaptados a su edad).

• Cómo recomiendo ofrecer purés:

- En un plato con 3 compartimentos preparados:

› 1 rico en hierro (p. ej., pescado).

› 1 rico en energía (p. ej., patata).

› 1 con fruta o verdura (p. ej., brócoli).

- Cocina bien los alimentos para que estén blanditos y cháfalos con el tenedor (te dará tranquilidad, pero tendrá grumos).

- Ofrécelos con cuchara o precuchara.

- No es necesario triturar 5 verduras y 3 legumbres para ofrecer una alimentación sana y variada. El bebé está igual de sano si su plato es completo (un alimento de cada grupo) y, además, se disminuye la probabilidad de que rechace las texturas cuando se le ofrezcan trozos.

Atragantamiento

- Se debe evitar ofrecer los alimentos de algunas formas porque aumenta la probabilidad de atragantamiento. Se deben evitar alimentos:
  - Pequeños y redondos (uvas, aceitunas, cerezas...).
  - Duros (zanahorias o manzanas crudas, frutos secos...).
  - Con hueso (ciruelas...).
  - Cortados en forma de moneda (salchichas cortadas así)
  - En forma de tubo (fuet...).
  - Que no podamos aplastar fácilmente entre nuestros dedos índice y pulgar, o entre nuestra lengua y paladar.
- Es necesario adaptar todos estos alimentos y ofrecerlos de forma segura: cocinándolos, troceándolos, cambiando el corte, etc.
- No ofrezcas ningún alimento que no te dé tranquilidad, aunque su forma sea adecuada.
- No ofrezcas comida al bebé mientras juega, corre, salta...
- No dejes solo a un bebé comiendo.
- No distraigas, asustes o hagas reír a un bebé mientras come.
- Algunos de los alimentos que más atragantamientos producen:

- Frutos secos: cacahuetes, avellanas, pipas...	- Aceitunas.
- Caramelos y gominolas.	- Cerezas.
- Uvas.	- Pan.
- Zanahoria cruda.	- Galletas.
- Manzana cruda.	- Tomates Cherry.
- Palomitas.	- Gajos de mandarina.
- Espinas del pescado.	- Gambas.
- Salchichas.	- Carnes duras.
- Chicles.	- Mantequilla de cacahuete u otro fruto seco a cucharadas.
- Jamón serrano.	

ALIMENTACIÓN VI

ALIMENTACIÓN COMPLEMENTARIA

¿Es normal que mi bebé tenga arcadas?

• La arcada es un reflejo natural contra el atragantamiento y forma parte del aprendizaje normal al introducir sólidos; ayuda a masticar bien los alimentos y no tragarlos si son demasiado grandes, duros, etc.

• Cuando se produce la arcada, la comida no está en la vía respiratoria, el bebé no se está atragantando y, por lo tanto, NO hay que hacer ninguna maniobra de RCP.

• Las arcadas desaparecen con el tiempo y la exposición.

¿Hay que ofrecerle cereales «de caja» (para bebés)?

• No, no tienes por qué. Muchas familias no lo hacen.

• Cereales y otros hidratos de carbono que puedes ofrecer enteros o en papilla:
  - Pasta.
  - Arroz.
  - Pan.
  - Pastel (con harina de trigo integral, harina de avena...).
  - Avena (*porridge*, galletas caseras...).
  - Boniato.
  - Patata.

• La AEP no recomienda ofrecer estos cereales «de caja» si sustituyen una toma de pecho por leche de fórmula.

• Si vas a ofrecerlos, debes revisar 2 cosas:
  1. La lista de ingredientes: a ser posible, que sean cereales integrales y evita los que contengan las palabras «hidrolizado», «dextrinado», «dextrinomaltosa», «maltodextrina», «miel», «galleta», «azúcar»...
  2. La tabla de información nutricional: mira la columna de hidratos de carbono y lee donde pone «de los cuales azúcares». Son más recomendables los que contienen 1 g o menos de azúcar por cada 100 g de producto.

DUDAS FRECUENTES

* *¿Cambiarán las cacas cuando empiece a comer?*
  - Es probable, aunque depende de la cantidad que coma: algunos bebés comen poco al principio y sus heces no cambian o siguen muy parecidas; otros comen mucho y empiezan a tener forma...
  - Si crees que tu bebé hace cacas con dolor, están duras, pasan varios días sin hacer y, cuando las hace, tienen consistencia dura o le producen dolor, consulta a tu pediatra. Probablemente tenga estreñimiento que necesite tratamiento oral y hacer cambios en la dieta.

* *Mi bebé toca los alimentos, pero no come...*
  - Es normal que, al principio, el bebé no coma o no coma mucho, es un proceso gradual.
  - Enfócalo como una actividad nueva: déjale experimentar sin presiones ni expectativas.
  - Lávale las manos antes de comer.
  - Es importante que toque la comida: si no la toca, no sabe cuál es la textura, temperatura, olor... Y si no tiene esta información, el alimento le produce más inseguridad y es menos probable que lo pruebe.
  - Come con tu bebé: si coméis juntos y el mismo alimento, el bebé pensará «si mi mamá lo come, es que es seguro».

  - La OMS recomienda que los niños se alimenten siguiendo los principios de la alimentación perceptiva: deben comer si tienen hambre y no comer si no tienen. Ofrece comida, pero nunca fuerces. Forzar a comer no ayuda.

  - Si llevas un mes aprox. con la alimentación complementaria y tu bebé no come casi nada, consulta al pediatra: hay que valorar la administración de un suplemento de hierro oral, además de pensar estrategias para aumentar su interés.

- El destete natural —el momento en el que ellos solos se destetan— suele darse entre los 2 años y medio y los 7.
- Es importante saber y valorar los motivos por los que se plantea el destete: conocer las dudas, los miedos y las razones porque, a veces, la decisión está influida por comentarios que se oyen y que realmente son MITOS o PREJUICIOS.

- *Si le das el pecho mucho tiempo, le vas a traumatizar.*
    - La LM es la leche idónea para ellos.
    - La lactancia prolongada no traumatiza ni hay evidencia científica que recomiende finalizar la lactancia a ninguna edad.
    - La lactancia prolongada produce beneficios inmediatos y a largo plazo para bebé y mamá (ver pág. 30 sobre preguntas, controversias y contras en Lactancia materna).

- *Si sigue tomando pecho, no va a empezar a dormir.*
    - Es algo natural y normal que los bebés se despierten por la noche.
    - Los despertares suelen reducirse con la edad: un elevado porcentaje duerme toda la noche a los 2 años y la mayoría lo hacen a los 4-5 años.
    - No está demostrado que los bebés a los que se les desteta duerman más o mejor por la noche.
    - En horas nocturnas, es más práctico el pecho porque no hay que levantarse a preparar el biberón, aunque es cierto que el biberón (o vasito) puede darlo la pareja u otra persona (no olvidemos que esa persona también puede ofrecer LM extraída).

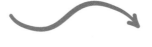

- *No puedes dar pecho y tomar antibióticos*

  - Es importante informarse y comprobar en sitios web como www.e-lactancia.org si un medicamento (incluso algunos tratamientos de peluquería, tatuajes) es compatible con la LM.

  - Muchísimos antibióticos y otros medicamentos son compatibles con la lactancia y si uno no lo es, suele ser fácil encontrar una alternativa que sí lo sea.
  - Pinchar antibiótico por vía intramuscular no impide que el medicamento pase a LM; lo único que se salta es la vía digestiva, pero el antibiótico se transmite igualmente a la sangre y, por tanto, a la leche.

- *A esta edad la leche es «agüilla».*
  - La LM es el alimento más nutritivo que puede tomar un bebé, tenga la edad que tenga.
  - El contenido nutricional de la LM cambia al mismo tiempo que crece el bebé para satisfacer sus necesidades.

DESTETE II

- Si la familia ha decidido destetar, hay algunos CONSEJOS que te pueden ayudar:
  - Es un momento sensible en la vida del bebé y la mamá que puede tener repercusiones emocionales; es importante cómo se hace y procurar no tener prisa (si es posible y la situación lo permite).
  - La máxima del destete es: «no ofrecer, no negar». Es decir, no le ofrezco el pecho, pero si lo pide, no lo niego. El objetivo es lograr que no lo pida.
  - Prueba a destetar primero de día y después de noche.
  - Elimina una toma de pecho cada 3 días (para disminuir la probabilidad de mastitis) o incluso una vez a la semana.
  - Evita los lugares que el bebé relacione con el pecho (un sillón en concreto, un lugar del sofá...).
  - Distráele con algo nuevo o que le guste mucho: estar fuera de casa, con amigos, el parque...
  - Anticípate: para intentar que el bebé no esté hambriento ni cansado (que son momentos en los que suele pedir pecho y estar nervioso), ofrécele comida con frecuencia o vigila sus horarios de siesta.
  - Evita situaciones que le pongan nervioso, ya que muchos bebés toman el pecho buscando consuelo cuando tienen ansiedad, miedo...
  - Dale más cariño y mimos.

- Una vez conseguido el destete diurno, puede ser difícil conseguir el nocturno y la pareja (o la ayuda que pueda tener mamá) suele ser un pilar fundamental por la noche.
- Algunas mamás cuentan que...
  › Al quedarse embarazadas de otro bebé, se destetó el mayor: cambia el sabor y la producción disminuye.
  › Se colocaron tiritas y explicaron al bebé que tenía «una pupa».
  › Se restregaron ajo, limón o pimienta en los pezones.

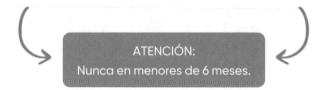

ATENCIÓN:
Nunca en menores de 6 meses.

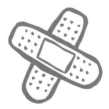

SUEÑO

HORAS DE SUEÑO AL DÍA

- De 6 a 9 meses:
  - De día: 3-4 h.
  - De noche: 11-12 h.
- De 9 a 12 meses:
  - De día: 2,5-3 h.
  - De noche: 11-12 h.
- Entre los 6 y los 12 meses, el periodo más largo de sueño suele ser de unas 5 horas y media. Es decir, normalmente no duermen más de estas horas SEGUIDAS y, a partir de ahí, presentan despertares.
- Algunos bebés se despiertan, pero son capaces de volver a dormir sin reclamar ayuda; a veces, porque no tienen hambre ni frío ni ansiedad por separación y otras, no se sabe exactamente por qué.
- La importancia que da la familia al sueño influye en el desarrollo del bebé. En las familias que cuidan el sueño entre los 9 y los 18 meses (están atentos a las señales de cansancio, ventanas de sueño, horas de sueño al día...), los bebés puntúan más alto en la valoración de autonomía, regulación emocional y regulación motora a los 30 meses.
- Los bebés que siguen unas rutinas de sueño duermen una media de 86 min más al día.
- Los bebés que se van a dormir más tarde duermen una media de 78 min menos cada 24 h.

SIESTAS

- Número de siestas al día:
  - A los 6 meses: suelen hacer 3 siestas.
  - Entre los 6 y los 9 meses: pasan de 3 a 2.
  - A los 9-12 meses: 2 siestas.
- Varían en función del bebé; lo importante es fijarse en las señales de sueño.

VENTANAS DE SUEÑO POR EDAD

- A los 6 meses: 2-3 h.
- De 9 a 12 meses: 2,5-4 h.

DESPERTARES

- A los 12 meses, la media de despertares son 4,5.
- Un 40 % de los menores de 3 años se despiertan alguna vez por la noche.
- *¿Es normal que mi bebé se despierte tanto?*
  - Los bebés suelen despertarse más en épocas de regresiones de sueño.
  - Ver pág. 84, «Sueño de 1 a 6 meses».

REGRESIONES DE SUEÑO

- De 8 a 10 meses:
  - Esta regresión coincide con la adquisición de nuevos hitos del desarrollo: gateo, ponerse de pie y la aparición de la ansiedad por separación.
  - Querrán practicar estos hitos EN TODO MOMENTO, también cuando duerman.
    - › Es posible que te encuentres al bebé gateando por la cama o cuna, medio dormido, incluso puede que llore porque quiere dormir y no recuerda por qué está gateando...
      - Túmbalo de nuevo suavemente.
    - › También puede que llore cuando despierte y, al no verte, piense que te has ido (¡aunque estés justo al lado!).
      - Repite alguna frase en tono bajo como «mamá está aquí», «aquí estoy, vamos a dormir...».
- A los 12 meses:
  - Otra regresión que suele coincidir con el inicio del habla y los primeros pasos.
  - Los bebés suelen resistirse a dormir, se ponen de pie y no quieren tumbarse, no paran de hablar y cantar...

MITOS SOBRE EL SUEÑO

- Ver pág. 84, «Sueño de 1 a 6 meses».

REVISIÓN DEL PEDIATRA I

Tras la revisión de los 6 meses, la siguiente suele ser a los 12 meses. Por supuesto, puedes consultar antes si te surgen dudas.

DUDAS FRECUENTES A LOS 9 MESES

PREGUNTAS FRECUENTES

• *¿Cuándo debe empezar a usar calzado?*
  - Mientras el bebé no camina, no se recomienda usarlo: cubres una parte de su cuerpo que necesita para explorar.
  - Cuando empieza a caminar, si lo hace por casa, lo ideal es que vaya descalzo.
  - Si camina por fuera de casa y puede hacerse daño, sí necesita zapatos. Por el césped y la playa puedes quitárselos si el suelo está limpio.
  - Asegúrate de que el calzado es adecuado (para el niño sano):
    › Talla correcta.
    › Flexible.
    › Suela plana sin tacón o inclinación.
    › Suela fina y flexible.
    › No lleva contrafuerte (la parte de atrás del zapato es blanda).
    › No lleva estabilizadores laterales (estos no sujetan el tobillo).
    › Horma ancha (los dedos no se aglomeran, tienen espacio).
  - El truco para saber si un calzado es adecuado es que el bebé sea capaz de doblar y deformar el zapato.

• *Mi bebé no gatea, ¿qué puedo hacer para ayudarlo?*
  - No todos los bebés gatean; un 10-20 % no lo hacen.
  - Si un bebé practica lo suficiente en el suelo, lo más probable es que gatee.
  - El movimiento libre es nuestro aliado; algunos bebés pasan muchas horas en el cochecito, porteados, en brazos... y no están el tiempo necesario en el suelo.

REVISIÓN DE LOS 12 MESES

SEÑALES DE ALARMA

- Estereotipias (balanceo, aleteo de manos...) o movimientos involuntarios o anormales.
- Ausencia de desplazamiento autónomo (no se mueve solo: no gatea, no anda, no se arrastra, no culea...).
- No se pone de pie sujetándose.
- Indiferente ante la separación de la madre; no reconoce a sus cuidadores.
- No entiende órdenes sencillas.
- No explora los objetos o lo hace de forma limitada o repetitiva.
- No imita.
- Ausencia de participación en actos cotidianos: comer, vestirse...
- No responde a su nombre.
- No repite sonidos ni balbucea.
- No responde a «no» ni a «adiós» a los 15 meses.

VACUNAS

- MENINGITIS ACWY
  - Ver pág. 113, «La revisión del pediatra de 1 a 6 meses».
- TRIPLE VÍRICA (sarampión, rubéola y parotiditis)
  - He oído que la triple vírica puede dar fiebre e irritar la piel.
    › La mayoría de los bebés no presentan ninguna reacción adversa.
    › El 5-15 % de los bebés tienen fiebre entre los 5-12 días después y puede ser superior a 39,5 °C. Dura 1-2 días (máximo 5) y a veces está asociada a una erupción en la piel.
    › Uno de cada 20 bebés aprox. tiene una erupción en la piel entre los 5-12 días después.
  - ¿Puedo ponérsela si mi peque tiene alergia al huevo?
    › Esta vacuna casi no contiene proteínas de huevo capaces de desencadenar una reacción alérgica.
    › Se puede administrar la vacuna a todos los bebés con alergia al huevo en el centro de salud y se respetará un periodo de observación de 30 min.

REVISIÓN DEL PEDIATRA II

REVISIÓN DE LOS 12 MESES

- – ¿Puedo ponerla si mi bebé tiene un problema de defensas?
    - › No, esta vacuna es una vacuna atenuada y no puede administrarse en personas con inmunodeficiencias significativas.
    - › Si tu bebé está en tratamiento con quimioterapia, corticoides (mucho tiempo o en dosis altas), sufre VIH... consulta al pediatra.

PREGUNTAS FRECUENTES

- • *Mi bebé no camina, ¿es normal?*
    - – El 95 % de los bebés caminan a los 16 meses, pero no es un signo de alarma hasta los 18.
    - – Si tu bebé de 16 meses no anda, es recomendable que acudas al pediatra para que lo valore: lo explorará y decidirá si es necesario derivar a un especialista.
    - – ¿Cómo lo puedo estimular para que camine?
        - › El movimiento libre es nuestro aliado.
        - › Necesita mucho tiempo en el suelo para practicar.
        - › Habitualmente, primero gatea, luego se pone de pie agarrado a muebles, después camina de lado agarrado a los muebles, más tarde entre islas y, finalmente, camina solo.

> No se recomienda forzarles a andar cogiéndoles por las axilas o las manos si ellos solos no lo hacen.

- • *Mi bebé comía bastante y ahora no quiere nada, ¿es normal?*
    - – Entre los 6 y los 24 meses es frecuente que haya fases en las que las necesidades calóricas y la velocidad de crecimiento disminuyan; cuando esto ocurre, el bebé come menos porque necesita menos cantidad de alimento.
    - – Un bebé crece más en su primer año que en su segundo año; por eso normalmente come menos.

- A los 12-15 meses, el bebé inicia una etapa de autoafirmación y oposición y suele ser frecuente que cueste que se vaya a dormir, que se vista, que coma...Y en esta difícil etapa, aparece la selectividad alimentaria (solo quieren unos pocos alimentos) y la neofobia (rechazo y miedo a probar alimentos nuevos).
  > El rechazo de alimentos supone la tercera demanda en frecuencia en las consultas pediátricas.
  > ¿Por qué existe la neofobia?
    • Es un mecanismo de defensa presente en el reino animal; protege de peligros desconocidos: «si como alimentos que no conozco, pueden ser venenosos, así que nazco preparado para evitar alimentos que no conozco».
  > Si todos los bebés tienen neofobia, ¿por qué hay algunos que solo comen cuatro cosas y otros que comen «de todo»?
    • Habitualmente, por la actitud de la familia con la comida: los adultos tenemos miedos distintos en relación con la comida —que no coma, que coma mucho, que no coma variado...— y expectativas de cómo debería comer el bebé o cómo debería ser su cuerpo, que solemos proyectar en ellos.

P. ej., la familia que tiene miedo a que el bebé no coma suele transmitir más ansiedad el día que no lo hace y la familia, cuya imagen natural del bebé es un niño que pesa más o más rollizo, tiende a ofrecer más cantidad de comida y a exigir que el plato quede vacío.

- Los hábitos alimentarios de los hijos son muy parecidos a los de los padres.

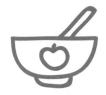

REVISIÓN DEL PEDIATRA III

REVISIÓN DE LOS 12 MESES

PREGUNTAS FRECUENTES

• *¿Qué puedo hacer para que mi hijo coma?*
  - La aceptación de un alimento nuevo puede requerir hasta 10-15 intentos.
  - La confianza en el bebé, estrategias para que coma a gusto (buen ambiente durante la comida, juegos tranquilos, permitir experimentar, comer juntos el mismo alimento...) y saber que necesita tiempo harán que, poco a poco, vaya aceptando alimentos, probando otros nuevos y asociándolos con experiencias positivas.
  - Sigue ofreciendo nuevos alimentos sin forzarle, aunque los rechace y no los toque, 2-3 veces por semana.
  - En su plato siempre debe haber algún alimento que ya conozca y coma, para «romper el hielo».
  - No le dejes sin comer ni le presiones.
  - Tampoco ofrezcas miles de alternativas, solo asegúrate de que en el plato hay algo que le gusta y algo nuevo.
  - En función de lo que coma, si crees que ha sido muy poco, puedes ofrecer de postre su fruta preferida.
  - Los bebés expuestos a más sabores aceptan mejor nuevos alimentos.
  - ¿Qué NO hacer?
    › Compararlo con otro bebé: no todos los bebés pesan lo mismo, ni tienen los mismos genes, ni la misma talla, ni el mismo metabolismo, ni realizan las mismas actividades, ni toman la misma leche..., así que no necesitan comer igual.
    › Tener expectativas de lo que va a comer: «si cocino 3 horas algo bueno, seguro que come».
    › Premiar si come.
    › Forzarle a comer.
    › Distraerlo para que coma: con la TV, tableta, móvil...
    › Una conducta muy controladora o exigente por parte de los adultos impide que el bebé aprenda a autorregular la ingesta.

LAS RESPUESTAS DE MI PEDIATRA

OTROS CONSEJOS

- Vitamina D:
  - Según qué comunidad autónoma, el bebé dejará de tomarla ahora:
    › En la mayoría de las CC. AA., se administra vitamina D al bebé desde el nacimiento hasta los 12 meses.
    › Algunas CC. AA. y otros países alargan esta recomendación hasta los 18 meses o más (depende de la latitud).
    › Habitualmente, a los 12 meses se considera que los bebés están expuestos lo suficiente al sol para no necesitar el suplemento de vitamina D y este se suspende.
- Prevención de accidentes:
  - Ver pág. 100, «Prevención de accidentes».
- Chupete.
  - La AEP recomienda que a los 12 meses se retire el chupete. Ver capítulo chupete.
- Salud bucodental:
  - Ver pág. 119, «La revisión del pediatra de 1 a 6 meses».

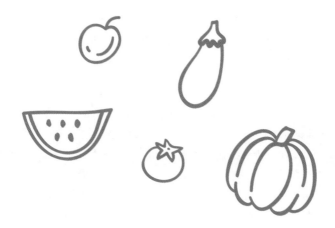

REVISIÓN DEL PEDIATRA IV

REVISIÓN DE LOS 12 MESES

ALGUNOS MITOS QUE ESCUCHAREMOS

- *Tiene que comer todo lo que hay en el plato.*
  - El bebé debe comer en función de su hambre o saciedad.
  - Igual que un bebé hasta los 6 meses toma la leche que necesita, desde los 6 meses puede regular la cantidad de comida que necesita.
  - Recomendaciones para que comer sea agradable:
    › Juega a dar de comer a peluches y muñecos.
    › Juega a que te dé de comer.
    › Corta la comida en formas divertidas.
    › Comenta la textura y el color de la comida.
    › Usa una vajilla que le guste.
    › Involúcralo en todo lo relacionado con la comida: poner la mesa, ir a la compra, lavarse las manos antes de comer y los dientes después...
    › Déjale tocar, experimentar, tirar...
    › Sigue unos horarios regulares para las comidas con el fin de que no tenga demasiada hambre o esté lleno.
    › Comed todos juntos, en familia y a la mesa.
    › Separa los alimentos en el plato para que no se mezclen (te recomiendo los platos con 3 compartimentos).
    › Pon poca cantidad en el plato.
  - Qué no hacer:
    › Premiar si come y castigar si no lo hace.
    › Insistir o forzar para que coma: acabará rechazando la comida y todo lo relacionado con ella (la mesa, el babero...) y, además, no solo no comerá hoy, sino tampoco mañana por la mala experiencia...
    › Dejarle sin comer.
    › Tener expectativas de lo que va a comer.
    › Mezclar muchos alimentos juntos.

- *A partir de los 12 meses, debe tomar leche de crecimiento (o de tipo 3).*
  - A partir de esta edad, la recomendación es que el bebé tome LM materna o, en su defecto, leche de vaca.
  - Las leches de crecimiento son fórmulas de continuación que se venden para niños de 1 a 3 años y, teóricamente, aportan menos proteína y más hierro, calcio, vitamina D y ácidos grasos poliinsaturados, pero...
    › No existe una directiva específica que regule estas leches, por lo que hay grandes diferencias en la composición de unas y otras.
    › Su composición suele llevar abundantes azúcares.
  - Para bebés con una dieta variada, estas leches no suponen ninguna ventaja; no existen estudios que avalen sus beneficios.
  - En caso de que tu bebé tenga unas necesidades especiales (factores de riesgo de déficit de vitamina D, etc.), el pediatra debe valorar con qué leche continuar a partir del año.

- *Dale vitaminas.*
  - Si el bebé sigue una dieta equilibrada, no necesitará vitaminas.
  - Se deben fomentar las conductas saludables relacionadas con la comida, no la toma de medicación.
  - Solo se deben tomar vitaminas si las prescribe el pediatra y esto se hace si se confirma una deficiencia.
  - Si se toman vitaminas sin padecer un déficit, se podría producir una intoxicación.
  - Algunos bebés sí necesitan suplementos vitamínicos:
    › Menores de 1 año: vitamina D.
    › Vegetarianos y veganos: vitamina B12.
    › Bebés con enfermedades crónicas en función de la patología.

- *Tu leche ya no le alimenta.*
  - La OMS recomienda LM exclusiva los primeros 6 meses y LM junto con otros alimentos complementarios hasta los 2 años o más mientras bebé y mamá quieran.

REVISIÓN DE LOS 12 MESES

- La cantidad de grasa en la LM aumenta a partir del año, y para un lactante de más edad, es un alimento de mayor calidad que la leche de fórmula o de vaca.
- La LM tiene innumerables beneficios a cualquier edad (ver capítulo de 0 a 1 mes sobre lactancia materna- beneficios.. página 28):
  › Reduce el riesgo de obesidad.
  › El bebé que toma el pecho tiene menos probabilidad de ingresar en caso de infección intestinal.
  › Protege al bebé frente a:
    • Infecciones.
    • Desarrollo de diabetes, asma y alergias en el futuro.
    • Estreñimiento.
    • Caries.
  › Años después del destete, se aprecian ventajas de haber mantenido más tiempo la lactancia:
    • Menor riesgo de:
      - Ciertos tipos de cáncer infantil (leucemia).
      - Enfermedades metabólicas.
      - Enfermedades autoinmunes.
    • Mayor desarrollo intelectual cuanto mayor tiempo y exclusividad se administre la LM.
    • Mejor desarrollo emocional y psicosocial del niño.
    • Menor incidencia de maltrato infantil.
    • Mejor relación con los padres en la adolescencia.
    • Mejor salud mental en la vida adulta.
  › Otros beneficios: ¡es gratuita y siempre está a mano!
  › Beneficios para mamá:
    • Favorece el vínculo.
    • Previene la obesidad.
    • Disminuye el riesgo de cáncer de mama y ovario, hipertensión arterial, diabetes tipo 2 y enfermedades cardiovasculares (infarto de miocardio).

- *El bebé va a tener problemas psicológicos si toma pecho durante más tiempo.*
  - Las madres que amamantan a niños mayores pueden experimentar rechazo social.
  - No se han constatado riesgos físicos ni psicológicos en niños de 2-3 años que toman el pecho.

- *Los niños necesitan ir a la escuela infantil.*
  - Habitualmente, la edad a la que un niño va a la escuela no depende de su desarrollo o necesidades, sino de la posibilidad de la familia para conciliar.
  - La Academia Americana de Psiquiatría Infantil y del Adolescente recomienda que:

  > › El inicio de la escuela sea a los 3 años (antes recomiendan que sean cuidados en casa por sus padres o familia).
  > › En menores de 2 años y medio es importante que haya:
  >   • Menos de 5 niños por adulto.
  >   • Mucha atención individual.
  >   • Que la misma persona lo cuide un periodo extenso.
  >   • Que el cuidador juegue, hable con el bebé, le sonría...

  - La decisión de cuál es el momento idóneo para que el bebé vaya a la escuela corresponde a la familia (todo tendrá pros y contras).

- *Si no come galletas, no es un niño feliz.*
  - La OMS recomienda 0 g de azúcar hasta los 2 años, por lo menos.
  - Si le ofreces galletas, acostumbras a su paladar a los sabores dulces y cuando un alimento no lo sea, lo rechazará.
  - No se recomienda, por otro lado, prohibir un alimento porque se despierta deseo por él.
  - No se debe tratar un alimento como si fuera distinto a otro.

FIEBRE

- Consultar en caso de:
  - Fiebre de 39 °C o más durante 24 h o más sin otros síntomas.
  - Fiebre desde 37,5 °C axilar durante 48 h o más sin otros síntomas.
  - Fiebre de 5 o más días, aunque tenga otros síntomas.
  - Fiebre de 40,5 °C o más, aunque solo sea un pico.
  - Fiebre y mal aspecto (decaído, cuesta despertarlo o calmarlo).
  - Respira mal (marca las costillas, saca el abdomen, respira rápido...).
  - No come ni bebe.
  - No hace pipí y tiene los ojos hundidos.
  - Diarrea o vómitos, y crees que pierde más líquidos de los que ingiere.
  - Manchas en la piel que no se van al estirarla o presionarla.
  - Cutis reticular (pie moteado como con líneas moradas en la piel).
  - Piel muy pálida o coloración gris/azulada.
  - Manos o pies muy fríos o azules.
  - Articulación inflamada o no usa una extremidad.
  - Dolor de cabeza intenso, sobre todo si se asocian vómitos.
  - Fontanela abombada (sobresaliente).
  - Convulsiones.
  - En bebés con enfermedades crónicas, contactar con el pediatra.
- ¿Hay que dar siempre un antitérmico?
  - No, se administra cuando el bebé está irritable, tiene dolor, etc., pero no en función de la fiebre porque:
    › La fiebre no es mala, nos defiende de las infecciones.
    › Todos los fármacos tienen efectos secundarios (beneficio/riesgo).
    › La intención no es bajar la fiebre, sino aliviar al bebé.
- ¿Qué es mejor: paracetamol o ibuprofeno? Son similares.
  - Paracetamol:
    › Larga trayectoria de seguridad.
    › Se puede administrar desde los 0 meses (pero de 0 a 3 m acudir al pediatra)
    › Se recomienda para la fiebre y/o el dolor.
    › Se puede dar en cualquier momento cada 4-6 h.

› Si es en jarabe, se puede mezclar con agua o leche (zumo a partir de los 6 meses).

› Dosis:

- 10 mg/kg cada 4 h o 15 mg/kg cada 6 h.
- Si administras un paracetamol cuya concentración es de 100 mg/ml:

- La dosis es peso × 0,15 cada 6 h o peso × 0,10 cada 4 h.

> Ej., bebé de 6 kg:
> - Cada 4 h: 6 × 0,10 = 0,6 ml cada 4 h.
> - Cada 6 h: 6 × 0,15 = 0,9 ml cada 6 h.

- Ibuprofeno:

> › Se puede administrar desde los 3 meses, pero es recomendable no hacerlo hasta los 6.

› Baja la fiebre, alivia el dolor y baja la inflamación.

› Cada 6-8 h junto con las comidas o leche.

› Dosis:

- 5-10 mg/kg cada 6-8 h y máximo de 20 mg/kg al día.
- Existen 2 concentraciones de ibuprofeno:

- Ibuprofeno al 2 % o de 20 mg/ml o 100 mg / 5 ml.
- Ibuprofeno al 4 % o de 40 mg/ml.

- Siempre hay que fijarse bien en la concentración para saber la dosis que hay que administrar.

- Si es de 20 mg/ml = 100 mg / 5 ml:

› Peso del bebé entre 3 cada 6 h. P. ej., bebé de 9 kg: 9 / 3 = 3 ml cada 6 h.

- Si es de 40 mg/ml:

› Peso del bebé entre 6 cada 6 h. P. ej., bebé de 9 kg: 9 / 6 = 1,5 ml cada 6 h.

• ¿Se puede alternar paracetamol e ibuprofeno?

- No se recomienda, tan solo puntualmente.

¿CUÁNDO CONSULTAR? II

FIEBRE

- Si vomita, ¿le puedo poner un supositorio de paracetamol?
  - Es más difícil calcular la dosis necesaria (varía su absorción) y es más incómodo para el bebé.
  - Es preferible la vía oral.
  - Si no le gusta el sabor del jarabe, existen marcas con sabores distintos.
  - Si tiene vómitos repetidos, y no consigues que tome nada por boca, puedes administrar un supositorio (la dosis adecuada a su peso).
- ¿Y si le he dado paracetamol y lo ha vomitado?
  - Si hace menos de 15 min que lo has administrado, puedes ofrecer de nuevo la dosis completa.
  - Si hace más de 60 min, no repitas la dosis, se considera absorbida.
  - Si hace entre 15 y 60 min: no hay información clara sobre cómo proceder. Depende de:
    - › La dosis administrada.
    - › Si se había alternado paracetamol e ibuprofeno.
    - › Cuánto ha vomitado...
  - Si existe duda, el niño se encuentra muy mal y no se han alternado antitérmicos, alternar con otro antitérmico.
- ¿Qué hago si tiene una convulsión febril?
  - Coloca al bebé de lado.
  - No intentes frenar sus movimientos, solo evita que se golpee o se haga daño.
  - No intentes meter nada en su boca.

- Mira la hora (para nosotros es importante saber cuántos minutos lleva convulsionando).

  - Pide ayuda: llama al 112 o acude al centro de salud u hospital más cercano.
  - Casi siempre duran menos de 5 min (93 % duran entre 1-3 min).
  - Después de una convulsión, el bebé tiende a dormirse. Es normal.

ALGUNOS MITOS SOBRE LA FIEBRE

- *Si la fiebre no baja, es que el bebé está muy enfermo.*
  - Las primeras 24-48 h la fiebre puede ser alta y frecuente.
  - Si administras antitérmico en el momento en que la fiebre sube, subirá más despacio o se estabilizará, pero puede que no baje. Si baja, suele hacerlo 1°C aprox.

- *La fiebre es mala; hay que bajarla.*
  - La fiebre dificulta que los virus y las bacterias se multipliquen.

- *La fiebre alta es peligrosa.*
  - No, la fiebre menor de 42°C no se ha relacionado con daño cerebral, mayor probabilidad de convulsiones o mayor morbilidad (secuelas).

- *Pon paños fríos para bajar la fiebre.*
  - Puede ser incómodo para el niño y no es efectivo.

- *La fiebre alta provoca convulsiones.*
  - No, las convulsiones no suceden solo porque un niño tenga fiebre o esta sea alta. Suceden porque se juntan varios factores:
    - › Edad del bebé: más frecuentes entre los 6 meses y los 5 años.
    - › Predisposición: antecedentes familiares, genética...
    - › Presencia de fiebre: temperatura que alcanza, velocidad de subida, días de fiebre.
    - › Casi siempre ocurren durante el primer día de fiebre, a veces incluso con el primer pico.
    - › Virus que provoca la fiebre: más frecuente con la gripe.
  - Las convulsiones por fiebre son, en general, episodios benignos que no precisan tratamiento y normalmente no se repiten ni asocian secuelas.

- *La erupción dental provoca fiebre.*
  - Ver pág. 119, «Salud bucodental».
  - La erupción dental puede aumentar ligeramente la temperatura corporal.

TIENE VÓMITOS Y/O DIARREA

- La gastroenteritis aguda:
  - Es una infección normalmente vírica (80 %) que cursa con heces más líquidas o frecuentes y también vómitos, dolor abdominal o fiebre.
  - Habitualmente dura menos de 7 días, aunque puede alargarse hasta 2 semanas.
- El rotavirus:
  - Es el causante de la mayoría de las gastroenteritis agudas.
  - Ver pág. 106, «Vacuna rotavirus».
- Los vómitos y las diarreas también pueden estar causados por bacterias o parásitos, aunque es menos frecuente.
- **¿Qué puedo hacer?**
  - Si vomita:
    - › Esperar a que no esté nauseoso (20-30 min después) y ofrecer 5-10 ml de suero oral cada 10 min.
    - › Si tolera bien el suero y no vomita durante 1 h aprox., ofrecer líquidos de forma más seguida y comida si quiere, sin forzar.
    - › Algunos bebés cuando están enfermos no quieren comer, pero sí aceptan líquidos: suero oral, agua, caldo, leche, incluso algún yogur (a partir de los 9 meses).

 Lo importante es que estén hidratados.

  - Si tiene diarrea:
    - › Ofrecer líquidos con frecuencia intentando que beba más de lo que pierde por cada deposición.
  - ¿Le doy probióticos?
    - › Sí. *Lactobacillus GG* y *Saccharomyces boulardii* podrían reducir la intensidad y duración de la diarrea.
    - › Cuanto antes se empiecen a tomar al inicio de los síntomas, más eficaces son.

- ¿Puedo darle bebidas como Aquarius®?
  › No se recomiendan por su cantidad de azúcar (aumenta la diarrea) y porque su composición no es adecuada para rehidratar a un bebé con gastroenteritis.
  › Tampoco son aconsejables las soluciones preparadas en casa (agua con limón).
  › Nunca diluyas la leche de fórmula.
- ¿Si toma pecho?
  › La LM disminuye la intensidad y la duración de la gastroenteritis.
  › Los bebés que toman pecho sufren menos deshidrataciones.
- ¿Y hacer dieta blanda?
  › No, los bebés suelen seguir una dieta saludable y se recomienda que coman lo mismo (evitando alimentos ricos en azúcares refinados o muy grasos).
  › Ofrécele alimentos que le gusten, será más probable que se anime a comer.
  › Algunos bebés pueden comer menos de lo habitual durante un tiempo.
- ¿Cuándo debo consultar?
  - Si pierde mucho líquido y no bebe tanto como pierde.
  - No bebe.
  - No hace pipí.
  - Está decaído, irritable, somnoliento.
  - Llora sin lágrimas.
  - Tiene los ojos hundidos.
  - Hay sangre en heces o vómito.

NO HACE CACA
- Ver pág. 138, «Cuando consultar de 1 a 6 meses».

TIENE TOS O MOCOS
- Ver pág. 134, «Cuando consultar de 1 a 6 meses».

¿PUEDE TENER COVID-19?

- Es difícil diagnosticar la COVID-19 en bebés y niños porque están con mocos gran parte del año.
- ¿Cuándo se puede sospechar de COVID-19?
  - La mayoría de los niños que lo padecen son asintomáticos o presentan síntomas leves: moco, tos, estornudos, dolor de garganta, fiebre baja...
  - A veces, puede cursar con dificultades para respirar, fiebre más alta, escalofríos, pérdida del gusto u olfato, vómitos, diarrea, dolor muscular y de cabeza o cansancio.
  - Muy raramente, pueden tener síntomas graves como un síndrome multisistémico inflamatorio (se inflaman algunas partes del cuerpo) o COVID prolongado.
- ¿Cómo sé si tengo que consultar?
  - Actualmente, con la información que hay y los protocolos vigentes, se recomienda pedir cita al pediatra si el bebé empieza con síntomas de una nueva infección.
  - En función de la situación de nuestro país con respecto al COVID, los protocolos se modifican para controlar la infección. Si sospechas que tu peque puede tener una infección por COVID, consulta en tu centro de salud para que te expliquen cuál es el procedimiento que hay que seguir (será diferente en verano/invierno o según la situación pandémica).

SINEQUIA VULVAR

- ¿Qué es?
  - La adherencia de los labios menores de la vulva; no permite ver la entrada a la vagina.
  - Es uno de los problemas ginecológicos más frecuente en niñas entre los 3 meses y los 3 años (sobre todo entre las 13 y las 23 semanas).

- Favorecida por:
  > Uso del pañal.
  > Bajo nivel de estrógenos antes de la pubertad.
  > Empleo excesivo de toallitas en la higiene genital.
  > Dermatitis del pañal.
- Normalmente no produce síntomas y, a veces, el pediatra la detecta en la revisión.
- Habitualmente, no necesita tratamiento, se resuelve sola con el tiempo.
  - Si no tiene síntomas, se controla la evolución.
  - Si tiene síntomas —infecciones vulvovaginales de repetición, molestias o dificultad al orinar, goteo después de orinar, flujo vaginal abundante y con mal olor, infecciones de orina...—, se puede tratar con crema de estrógenos.
  - Si no se resuelve, el cirujano pediátrico puede intervenir.

SE DESPIERTA MUCHO

- Ver pág. 172, «Sueño de 6 a 12 meses».
- Siempre que un bebé se despierta con frecuencia, hay que hacerse algunas preguntas:
  - ¿Estamos en una crisis de lactancia o regresión de sueño? ¿Cuánto suelen despertarse la mayoría de los bebés de su edad? ¿Puede tener dolor? ¿Está enfermo? ¿Ha ocurrido algo? ¿Está demasiado cansado?
- Un bebé duerme mal y se despierta más si no estamos cubriendo sus necesidades de sueño durante el día.
- Si un bebé tiene una infección, dormirá peor y se despertará más porque puede que le cueste respirar bien, esté más incómodo o sienta dolor.
- Si un bebé se despierta mucho y con frecuencia, hay que consultar al pediatra porque hay algunas enfermedades que hay que descartar (reflujo, alergia, sahos (síndrome de apnea o hipoapnea del sueño)).
  - Ver pág. 255, «Sahos».

MI BEBÉ NO ENGORDA

- Una duda frecuente durante casi toda la edad pediátrica es ¿está engordando mi bebé como se espera que haga?
- ¿Cómo suelen engordar los bebés?
  - De las 6 semanas a los 4 meses: 113-227 g/semana.
  - De los 4 a los 6 meses: 85-120 g/semana.
  - De los 6 a los 12 meses: de 42 a 85 g/semana.

> Es importante revisar el percentil de peso del bebé. Es tan bueno el percentil 10 como el 90, lo importante es que engorde alrededor de su mismo percentil.

  - Ver pág., 146 «Crecimiento».
- No todos los bebés necesitan engordar igual: los que nacieron muy pequeños (BPEG; ver pág. 70, «Recién nacido» y pág. 123 «Bebé PEG») no suelen engordar igual y tampoco los que están diagnosticados de alguna cromosomopatía o enfermedad crónica.
- El engorde se debe valorar de forma individual.
- ¿Qué significa bajar 1 percentil?
  - Pasar del percentil 97 al 90, del 90 al 75, del 75 al 50, del 50 al 25, del 25 al 10 o del 10 al 3 es bajar 1 percentil.
  - El crecimiento del bebé no es continuo, sino escalonado: el 20 % de los bebés sanos presentan periodos de falta de crecimiento de hasta 3 meses.
  - No es motivo de sospecha de enfermedad o alteración que un bebé suba o baje solo 1 percentil de peso.
- ¿Qué significa que mi bebé no engorda como se espera?
  - Se diagnostica a un bebé de fallo de medro cuando:
    › Baja 2 o más percentiles y se mantiene así (p. ej., pasa del 90 al 50 o del 50 al 10).
    › Tiene un peso por debajo del percentil 3 o 5 para su edad en más de una ocasión.
    › Su peso es inferior al 80 % del peso ideal para su edad.

- En estos casos, se piden pruebas para intentar averiguar la causa.
  - › El 80 % de las veces, las pruebas son normales y el fallo de medro se ha producido por un conjunto de factores.
- No todos los bebés con diagnóstico de fallo de medro tienen una enfermedad, la causa puede ser un enlentecimiento normal en su ritmo de crecimiento.
- ¿Por qué es posible que mi bebé no esté engordando?
  - Hay muchas causas del fallo de medro (fallo de engorde).
  - Algunas de ellas son:
    - › No come suficiente (a veces es secundario a otro problema como esofagitis por reflujo gastroesofágico o cromosomopatía, etc.).
    - › Infecciones intestinales, de orina...
    - › Enfermedades como celiaquía, fibrosis quística, alergias alimentarias, hipertiroidismo, cardiopatías...

A MI HIJO LE HA SALIDO ALGO EN LA PIEL

- ¿Qué son los exantemas?
  - Erupciones en la piel que suelen aparecer después o durante un proceso infeccioso casi siempre vírico.
  - Lo más frecuente es que el peque esté unos días con tos o mocos y, cuando se encuentre mejor, le aparezcan unas manchas rojas en la piel (o a veces ampollas, vesículas o habones) que normalmente no pican ni duelen y que desaparecen al estirar la piel o presionar.
  - Muchas veces el exantema ayuda a que el pediatra pueda diagnosticar la enfermedad del niño.
  - Algunos de los exantemas más frecuentes son:
    › Exantema súbito, roséola o sexta enfermedad:
      - Causa: virus herpes 6 o 7.
      - Menor de 2 años con fiebre 3-6 días y a veces algo de mucosidad, adenopatías (ganglios inflamados), enrojecimiento de la garganta o los tímpanos... Cuando la fiebre se va, aparecen unas manchas rojas en la piel de la espalda, barriga, tórax, a veces cara y brazos, que duran 1-3 días.
    › Boca-mano-pie:
      - Causa: virus coxsackie A, B y enterovirus 71.
      - Niños de 1 a 3 años.
      - Fiebre y malestar general unos días, después dolor de garganta, úlceras, ampollas o granitos en la boca (dentro y fuera), manos y pies, nalgas... (no tienen por qué estar afectadas todas estas zonas).
      - Las ampollas se rompen y se curan solas en 5-10 días.
      - Algunos niños dejan de comer porque tienen dolor y existe riesgo de deshidratación.
      - 5-6 semanas después de haberlo padecido, pueden aparecer unos surcos en las uñas, que se despegan y crecen de nuevo en semanas.
      - No es motivo de exclusión de escuela infantil o colegio si el peque se encuentra bien (algunos lo pasan estando asintomáticos).

› Escarlatina:
- Es una faringoamigdalitis aguda (unas anginas) que asocia un exantema en la piel.
- Causa: Estreptococo del grupo A (bacteria).
- Niños de 2 a 8 años.
- Fiebre de inicio brusco de 3-5 días, dolor de garganta, ganglios inflamados (a veces también vómitos, dolor de cabeza, barriga...). Exantema a las 12-48 h de haber empezado la fiebre (piel roja con granitos y rasposa como «papel de lija» o «piel de gallina»). Normalmente empieza en cuello y cara y después afecta al tronco, brazos y piernas (en zonas de pliegue se nota más el exantema: axilas, ingles, flexuras...).
- El exantema dura 3-7 días y la piel puede descamarse al desaparecer este.
- Necesita tratamiento antibiótico porque la causa de la infección es una bacteria.

› Urticaria:
- Aparecen en la piel habones (ronchas) rojos que pican mucho.
- Los habones van y vienen.
- Causas: infecciones por virus (también por bacterias o parásitos), alergia a alimentos, medicamentos, cambios de temperatura...
- Cuando ocurre por una infección vírica, la urticaria suele aparecer cuando la enfermedad se está curando.

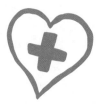
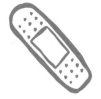

A MI HIJO LE HA SALIDO ALGO EN LA PIEL

› Megaloeritema: eritema infeccioso, «quinta enfermedad» o «enfermedad de la bofetada».
  • Causa: virus (parvovirus b19).
  • Niños desde 6 años (aunque puede ser antes).
  • Antes de apreciar la erupción en la piel, algunos niños tienen dolor de cabeza o muscular, mocos, algo de malestar o fiebre (no alta).
  • Suele afectar primero a la cara (mejillas rojas como una bofetada), después los brazos, muslos y nalgas.
  • Algunos niños pueden tener picor.
  • El exantema puede durar hasta 1 m (suele verse más cuando el peque hace ejercicio, tiene calor...), se va solo y no suele descamar la piel.
  • Pueden acudir a la escuela, ya que cuando están en la fase de erupción (que es cuando lo diagnosticamos), ya no son contagiosos.
› Mononucleosis o enfermedad del beso:
  • Infección por VEB (virus de Epstein-Barr).
  • Los bebés pueden tener una infección asintomática.
  • Los adolescentes suelen tener más síntomas: fiebre, dolor de garganta, inflamación de los ganglios, exantema...
  • Tratamiento de los síntomas: a veces reposo, otras, corticoides, antivirales...
› Kawasaki:
  • Es una vasculitis (afecta a los vasos sanguíneos) y creemos que el desencadenante de esta vasculitis es una infección.
  • Niños de 6 meses a 5 años (sobre todo entre 6 y 24 meses).
  • Fiebre (suele ser alta) que dura entre 5-25 días.
  • Erupción rojiza sobre todo en tronco y brazos y piernas; la piel del pañal suele estar muy roja. Después de unos días, se descama en algunas zonas.

- Palmas de las manos y plantas de los pies rojas, o manos, pies o dedos hinchados. 1-2 semanas después descaman.
- Ojos rojos.
- Los labios pueden estar fisurados y la lengua de un color fresa intenso.
- Adenopatías (ganglios hinchados).
- Necesita tratamiento hospitalario para evitar complicaciones

› Varicela:
- Virus varicela-zóster.
- Es una infección muy contagiosa (contagia desde 2 días antes del inicio de las lesiones en la piel hasta que se han caído las costras).
- Los niños suelen sufrir primero un catarro leve y después aparecen las lesiones: primero manchas rojas o pequeños granitos rojos que después se transforman en vesículas y finalmente se forman costras.
- Afecta también a la piel del cuero cabelludo, la boca, genitales...
- Pica mucho.
- Suele haber fiebre baja y ganglios hinchados.
- Se curan en 1-2 semanas.
- Con frecuencia las lesiones de la piel se infectan y en ocasiones hay complicaciones más graves como neumonía, meningitis, vasculitis, hepatitis, etc.
- Existe vacuna y se administra a los 15 meses y a los 3 años.

A MI HIJO LE HA SALIDO ALGO EN LA PIEL

> Sarampión:
  - Infección por virus del sarampión.
  - Antes era una enfermedad frecuente, ya no tanto gracias a la vacunación, pero debido a las tasas de no vacunados en algunas CC. AA., en los últimos años ha habido brotes.
  - 3-5 días de catarro (tos intensa y mocos), fiebre alta y conjuntivitis (ojos rojos).
  - Exantema que empieza detrás de las orejas, y se va extendiendo de arriba abajo. Dura unos 3-6 días y se descama de forma leve.
  - Pueden aparecer complicaciones: las más frecuentes son la otitis media y la neumonía bacteriana secundaria; las más graves, encefalitis y meningoencefalitis.

> Otros: adenovirus, herpes simple, acrodermatitis papulosa, pitiriasis rosada, síndrome de la piel escaldada, etc.

  - ¿Qué debo vigilar?
    > Si aparece un exantema en la piel del peque, es recomendable consultar (p. ej., si es una escarlatina, necesitará tratamiento antibiótico).

> En casa, es importante diferenciar las erupciones en la piel que desaparecen cuando la estiramos o presionamos de las que no, que pueden indicar una situación más grave (infección grave en sangre). Estas últimas pueden aparecer por esfuerzos, pero es recomendable consultar si aparecen petequias en un niño con una infección.

> Siempre que sospechamos una infección, es importante vigilar el estado general del peque.

A mi hijo le ha salido una costra amarilla (IMPÉTIGO)

• Es la infección de la piel más frecuente en niños.

• Provocada por bacterias que habitualmente suelen estar en la superficie de la piel.

• Con frecuencia el peque tiene primero una herida, lesiones de rascado, por una picadura, etc., y debido a esa «rotura» de la piel, las bacterias pueden introducirse y provocar una infección: aparece un granito rojo que se convierte en vesícula, se rompe y queda una costra amarillenta (como la miel).

• Sobre todo, entre 2 y 5 años.

• Muy contagiosa.

• Más frecuente en épocas de calor.

• No suele haber fiebre.

• Aparece con más frecuencia en la cara y en extremidades.

• Necesita tratamiento antibiótico (a veces es suficiente con una crema).

• Es recomendable lavar las costras con agua y jabón y aplicar la crema antibiótica, cortarles bien las uñas y lavar las manos con frecuencia con agua y jabón.

Se le ha hinchado la piel (CELULITIS)

• Infección bacteriana de la piel (parte superficial y profunda).

• Normalmente existe una herida en la piel (o arañazo o picadura) y las bacterias de la zona infectan la piel: aparece una zona roja e hinchada, mal delimitada, que se nota caliente y duele.

• A veces, provoca fiebre y malestar.

• Suele ocurrir en las piernas.

• Necesita tratamiento antibiótico oral y, en ocasiones, ingreso en el hospital.

MI HIJO TIENE LOS OJOS ROJOS. CONJUNTIVITIS

- A veces, está provocada por virus, bacterias, alergia o irritantes.
- Ojo rojo, picor, escozor, lagrimeo, secreción...
- Sin fiebre y sin dolor normalmente.
- Cuando ocurre por virus, el peque suele tener más síntomas (tos, mocos, dolor de garganta...) y a veces se inflaman los ganglios. Normalmente afecta primero un ojo y 24-48 h después, el otro. La mayoría se curará solo lavando el ojo con frecuencia con lágrimas artificiales y aplicando compresas frías. Se recomienda consultar.
- Si es bacteriana, la secreción de los ojos suele ser más verdosa o amarillenta, como pus (con legañas que dificultan abrir el ojo al levantarse), y necesitará unas gotas antibióticas.
- Cuando es alérgica, suelen tener bastante picor y necesitan unas gotas (antihistamínicos, antiinflamatorios...) y a veces corticoides, que recetará el pediatra.
- No confundir con la obstrucción del conducto lagrimal.
  - En los menores de 1 año, el conducto que lleva la lágrima del ojo a dentro de la nariz es muy fino y se obstruye con facilidad.
  - Cuando esto ocurre, notamos lagrimeo por ese ojo e incluso algo de secreción purulenta (legañas, sobre todo por las mañanas).

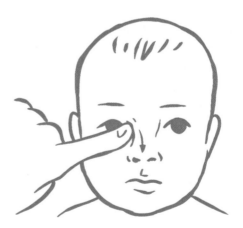

- Si aplicamos unas gotitas de suero fisiológico y hacemos masajes 3 veces al día en la zona entre el ojo y la nariz, la obstrucción suele resolverse.
- A veces, si no se resuelve esta obstrucción, aparece una infección (conjuntivitis, dacriocistitis, etc.) o una dermatitis en los párpados.
- Si tu peque tiene lagrimeo o alguno de estos síntomas, consulta para que pueda diagnosticarse y recomendar un tratamiento.

EROSIÓN CORNEAL O CONJUNTIVAL

• Por arañazos u otros golpes en el ojo, a veces puede aparecer una herida.

• Dolor, ojo rojo, lagrimeo, molestias con la luz...

• Hay que acudir al pediatra para que observe las lesiones (teñimos con unas gotas) y paute un tratamiento, o lo derive al oftalmólogo.

SE LE HA HINCHADO EL PÁRPADO (CELULITIS PRESEPTAL)

• Se hinchan muchísimo los párpados (el pequeño no puede casi abrir los ojos y parece que tenga dos pelotas en los ojos).

• Suele ser por infección en una zona cercana (herida o picadura que se ha infectado).

• Menores de 5 años.

• No suele haber fiebre ni dolor al mover el ojo.

• Se recomienda consultar de forma urgente, ya que a veces precisa ingreso y se debe descartar una infección de la parte posterior de los tejidos del ojo (a menudo se confunde la celulitis preseptal con la celulitis postseptal, que sí presenta dolor, visión doble...).

LE DUELE UN OÍDO

- Otitis media aguda:
  - Es una infección del oído medio (detrás del tímpano), casi siempre como consecuencia de un catarro (se acumula moco en esa zona y se infecta).
  - Es muy frecuente: 80 % de los niños tendrán una otitis en sus primeros 3 años de vida, sobre todo entre los 6 y 18 meses.
  - Los niños suelen tener dolor (a veces lloran por la noche o gritan y les cuesta dormir o se despiertan con frecuencia), algunos no comen, tienen fiebre o supuración.
  - Algunos factores de riesgo:
    › Uso de chupete.
    › Acudir a escuela infantil.
    › Antecedentes familiares.
    › No tomar LM.
    › Contacto con humo del tabaco.
  - Prevención: lavados nasales.
  - Tratamiento: analgesia oral (por el dolor), calor local. Algunos necesitarán antibiótico (no siempre), así que hay que consultar.
- Otitis externa o de la piscina:
  - Infección e inflamación del conducto auditivo externo (el tubo que va desde el exterior hasta el tímpano).
  - Causa: normalmente una bacteria, facilitado por la humedad, temperatura cálida y las alteraciones en la piel del conducto; a veces es por hongos.
  - Dolor cuando tocamos, tiramos o movemos la oreja o el trago.
  - Es más frecuente en verano.
  - Tratamiento con analgesia oral (para el dolor), gotas antibióticas (a veces se necesita una limpieza previa del conducto) y manteniendo el oído seco.

TIENE LLAGAS EN LA BOCA (ESTOMATITIS)

- Gingivoestomatitis herpética:
  - Infección por virus del herpes simple (VHS-1).
  - Es la causa más frecuente de estomatitis en niños de 1 a 3 años.
  - Estomatitis: lesiones en la boca (encías, lengua, mucosas...) como úlceras, vesículas, hinchazón de encías...
  - Fiebre alta, irritabilidad, salivación, dolor de garganta, halitosis, dificultad para comer...
  - Suele durar 4-9 días.
  - Vigila que beba, que haga pipí, su estado general...
  - Tratamiento de los síntomas (analgesia, geles tópicos antiinflamatorios... a veces, antivirales).
- Herpangina:
  - Infección vírica (enterovirus).
  - Verano y principios de otoño.
  - Menores de 4 años.
  - Fiebre de inicio súbito y elevada, malestar general, dolores musculares, dolor de garganta... Unos días después aparecen vesículas en la parte posterior del paladar o en la garganta, y luego pequeñas úlceras grisáceas.
  - Normalmente se cura solo en 4-5 días.
  - Algunos peques dejan de comer y beber y necesitan ingreso.
  - Evitar alimentos ácidos, duros, picantes, salados, cítricos... Los fríos les suelen aliviar (agua o leche fría, yogur si tiene más de 9 m...).
  - Analgesia (paracetamol, ibuprofeno...).
  - Gel tópico para el dolor y las aftas adecuado a su edad.
- Boca-mano-pie (ver pág. 194 *exantemas*).
- Otras: síndrome PFAPA, Behçet...
- Si hay aftas, siempre vigila que beba, que haga pipí, su estado general, fiebre elevada que no cede, la duración de las aftas y su recurrencia (si le pasa con frecuencia)...

LE DUELE LA GARGANTA

- No es común que un niño pequeño nos diga que le duele la garganta; lo normal es que tenga fiebre, moco, tos u otros síntomas y que sea el médico quien lo detecte.
- Las faringoamigdalitis (anginas) en niños casi siempre son víricas (75-80 % de las veces).
- En menores de 3 años las anginas bacterianas son raras, por lo que no suelen necesitar un tratamiento antibiótico.
- Las anginas víricas solo precisan antitérmicos en caso de presentar malestar general o dolor.
- Es más probable que sea vírico cuando tiene menos de 3 años, presenta tos, afonía, diarrea, conjuntivitis...
- Es más probable que sean bacterianas cuando hay un inicio brusco de la fiebre (y esta es elevada), no tiene tos y presenta los ganglios del cuello hinchados.
- Acude a tu pediatra. Es posible que realice un test para saber si es bacteriano o vírico.

LE CUESTA RESPIRAR (BRONQUITIS, CRISIS DE ASMA)

- Cuando un peque tiene un catarro, siempre hay que vigilar que respira bien.
- ¿Cómo sé si le cuesta respirar?
  - Habitualmente los niños:
    › Respiran muy rápido.
    › Marcan las costillas.
    › Sacan mucho el abdomen para coger aire.
    › Se les hunde el pecho.
    › Pausas de apnea (no respiran unos segundos).
    › No comen ni duermen.
    › Tosen con mucha mucha frecuencia.
    › Están muy irritables y cuesta calmarlos o lo contrario, muy apáticos, adormilados...

- ¿Por qué le cuesta respirar?
  - Puede ocurrir por distintas enfermedades, p. ej., una bronquitis en un menor de 2 años, un broncoespasmo, neumonía, etc.
- La famosa bronquitis... ¿qué es?
  - Una infección respiratoria, normalmente vírica (casi siempre por VRS) en un menor de 2 años que presenta dificultad para respirar (con sibilancias, «pitos» en el pecho).
  - Hay inflamación de los bronquios más pequeños: como disminuye su diámetro, cuesta más que entre y salga el aire, y el aire que entra hace ruido como un silbido.
  - Normalmente empieza como un catarro, y entre 1 y 4 días después, la tos se hace más frecuente. Algunos niños están irritables, otros no quieren comer o respiran muy rápido, a veces nos parece oír unos «pitidos» o creemos que le cuesta respirar.
  - Cuando la bronquitis es leve, casi siempre puede controlarse en casa (lavados nasales, elevar suavemente el cabezal de la cuna, ofrecer pocas cantidades de comida, pero con más frecuencia) vigilando que no empeore. Los menores de 2-3 meses con bronquitis a veces precisan ingreso, aunque sea leve.
  - Cuando la bronquitis es más grave, se necesita ingreso.
  - Existe controversia sobre el uso de inhaladores en casa, pero en bebés, desde 6 meses, tu pediatra puede recomendarte la administración de un inhalador (con cámara inhalatoria) y recetar una serie de «pufs» al día.

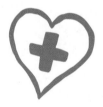

MI HIJO TIENE TOS

- ¿Qué es la tos?
  - Un mecanismo de defensa para mantener despejadas de secreciones las vías respiratorias y protegerlas de infecciones, contaminación...
  - La tos por catarro suele resolverse en 1-3 semanas.
  - La tos persistente es aquella que dura más de 4 semanas.
  - Un 10 % de niños siguen tosiendo después de 25 días de iniciado un catarro.
- Tipos de tos:
  - › «De perro» o «de foca» (nos recuerda al ladrido de un perro o el ruido de una foca): la causa es una laringitis (inflamación en la laringe); a veces los niños tienen estridor (ruido agudo al coger aire) y afonía.

> Mejoran con el aire frío y húmedo (es recomendable salir al balcón, abrir la nevera para respirar..., podemos abrigarles para hacerlo). Si el peque se pone azul, tiene estridor, le cuesta respirar... consulta (acude a urgencias con las ventanillas del coche bajadas).

  - › Tos seca: puede ser por catarro, broncoespasmo o bronquiolitis, etc.
  - › Tos productiva: tos con moco; oímos que moviliza moco y expectora. Provocada por catarro, bronquitis, neumonía...
    Consejos:
    - Animar a toser para que saque ese moco.
    - Realizar lavados nasales.
    - A partir de los 2 años, dormir semiincorporado.
    - Consultar.
  - › Paroxística: en ataques. Típica de la tos ferina y del atragantamiento. Consultar.

- ¿Le doy algo para la tos? Algunos tratamientos:
  - Efectividad demostrada:
    › Miel:
      • Disminuye la frecuencia de la tos nocturna.
      • 1 cucharadita de miel (2,5-5 ml) cada 8 h (sola o diluida en líquido).
      • Nunca en menores de 12 meses.
      • Lavar los dientes después.
    › Evitar el humo del tabaco (aunque los padres fumen en el balcón o fuera de casa, los hijos de padres fumadores sufren más infecciones respiratorias).
    › Lavados nasales: pese a que no se ha demostrado una eficacia clara, sí se recomiendan por considerarse seguros.
  - Efectividad no demostrada:
    › Leche caliente (no está demostrado que haga efecto, pero la OMS la recomienda por ser inocua).
    › Cebolla.
  - Controversia:
    › Humidificadores:
      • Solo si la laringitis o la congestión nasal son importantes.
  - Realizar un buen mantenimiento (crecen ácaros y hongos).
  - Controlar la humedad (menor al 55-60 %).
  - Que sea de aire frío (hay riesgo de quemaduras si es de vaho caliente).
  - Nunca si el peque tiene asma o alergias.

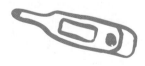

MI HIJO TIENE TOS

- Desaconsejados:
  › Antitusivos, mucolíticos, expectorantes y antihistamínicos para el catarro.
    - Existen riesgos potenciales de intoxicación y algunos de adicción.
    - Posibles efectos secundarios graves, sobre todo en menores de 6 años, y están desaconsejados en menores de 12 años (la FDA en 2007 comunicó 123 fallecimientos por el empleo de estos fármacos).
    - No hay eficacia probada que justifique sus riesgos.
    - Varios países han establecido una reglamentación para limitar la venta de estos preparados.
  › Jarabes naturales u homeopáticos.
    - No han demostrado ser eficaces.
    - Muchos llevan altas concentraciones de azúcar.
    - Algunos compuestos no aparecen bien etiquetados y podrían causar efectos secundarios en niños.
    - No porque sean naturales son beneficiosos (algunos producen efectos indeseados).
  › Preparados tópicos (vapores para frotamiento externo) como cremas con alcanfor, mentol, eucalipto, etc., para aplicar en pecho, cara o plantas de los pies.
    - No han demostrado ser efectivos.
    - Pueden producir efectos secundarios, como dermatitis e incluso convulsiones (o en niños con asma, broncoespamos).

> - En el prospecto de algunos de estos productos no se recomienda el uso en menores de 7 años ni a ninguna edad en personas o niños que hayan sufrido convulsiones o estén diagnosticados de epilepsia, asma o broncoespasmos de repetición.

> › *«Pues mi hijo/sobrino/vecino mejoró con un antitusivo».*
>> • En estudios no han demostrado que sean eficaces.
>> • Creemos que la mejoría se debe al curso natural de la infección (ya tenía que mejorar) o al efecto placebo.

• ¿Cuándo consulto?
- Si el peque tiene tos «de perro», le cuesta respirar, se pone azul...
- Tos persistente de más de 10 días.
- Tos de más de 4 semanas.
- Dificultad para respirar, pitos en el pecho.
- Tos y fiebre de 2-3 días (en menores de 3 meses con tos, moco, catarro o fiebre, hay que consultar el primer día).
- El peque hace apneas (está unos 20 segundos o más sin respirar cuando duerme).
- Tos en accesos, paroxística (descartar tos ferina).
- No come ni bebe ni puede dormir.
- Algo te preocupa.

• ¿Y si no se va la tos?
- Acude al pediatra. Casi siempre se debe a que el peque ha enlazado un catarro con otro, pero hay que valorar cada caso. A veces ocurre por infecciones, reflujo, etc.

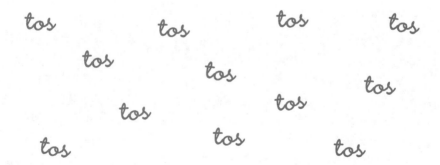

«De la adaptación a la escuela infantil y todo lo que aprendí.»

Es decisión de cada familia cuándo llevar a los peques a la escuela.

A sus 23 meses decidimos que quizá estaba preparada para empezar la escuela.

La escuela que elegimos nos gustaba, pero no podíamos entrar para hacer una adaptación con madre/padre en aula. Aun así, decidimos probar.

Fue dos días bien, pero al tercero viví una de esas situaciones que incluso antes de ser madre yo decía que jamás viviría: la situación en la que dejas llorando a tu hija en brazos de otra persona que no conoce lo suficiente, cuando tu hija claramente no quiere. En aquel momento no sabía lo que estaba bien. Mi instinto, mi cabeza, mi corazón... no se ponían de acuerdo.

Nuestra decisión fue parar. Vamos a reflexionar, a ver cómo nos sentimos, qué queremos, qué pensamos... y no llevamos a la peque a la escuela esperando averiguarlo.

Dos días más tarde había aprendido algunas de las más grandes lecciones de mi maternidad:

- No funciona lo mismo para todos.
- Te puedes equivocar y no puedes evitarle todos los disgustos a tu peque; a veces se los causarás tú sin querer. Lo importante es darte cuenta y corregirlo. Tu peque también aprende al verte cambiar de decisión y buscar una solución mejor.
- A veces te confundes y no sabes lo que está bien y lo que está mal, pero es que a veces no importa qué está bien, sino cómo te sale a ti de forma natural ser con tu hija/o, con qué te sientes cómodo, cómo es tu forma de criar, cómo sientes la maternidad, cuál es «tu manera» de hacer las cosas...

Finalmente, buscamos una escuela que nos permitiera entrar y que fuera más acorde con nuestro estilo de crianza. La encontramos y allí siempre nos sentimos bien, todo fue fácil con las personas que han cuidado a mi hija porque vamos en la misma línea. Ese era nuestro lugar.

4.

De 12 a 24 meses

SENTIDOS

VISTA

- Desde los 9 meses, la visión de los colores es total (incluso los colores pastel).
- A los 12 meses:
  - Calcula bastante bien las distancias.
  - Ha mejorado la coordinación entre los ojos y las manos y el cuerpo.
  - Tiene la agudeza visual (capacidad del ojo para distinguir como separados dos puntos próximos entre sí) del 30-40 % respecto al adulto (a los 3 años es del 50 % respecto al adulto).
- A esta edad, si existen alteraciones de la visión, se puede observar:
  - Estrabismo (algún ojo no está siempre alineado).
  - Torpeza motora (tropieza mucho, parece que no ve si hay obstáculos en el suelo).
  - Retraso en el lenguaje (le cuesta distinguir objetos distintos y, por tanto, saber qué es lo que nosotros estamos nombrando).
  - Mala coordinación.
  - Retraso en su desarrollo psicomotor (p. ej., no camina, no hace bien la pinza con las manos).

OÍDO

- A esta edad, los problemas en la audición se pueden sospechar en bebés con alteraciones en la comunicación, en la relación con otras personas o en retrasos en su desarrollo psicomotor.

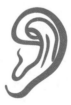

Por ejemplo:
- Si el bebé no se relaciona con otros niños o adultos.
- Si no intenta comunicarse.
- Si no dice ninguna palabra o dice muy pocas.
- Si parece que no te entiende.
- Si no hay atención conjunta (p. ej., dices: «¡Anda mira qué avión!» y no mira hacia arriba).
- Si no busca el lugar de donde proviene un ruido fuerte o no va a la puerta a ver quién ha llegado a casa.
- Si no responde a peticiones sencillas.

CRECIMIENTO

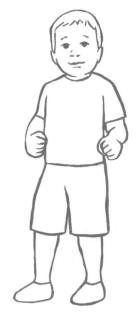

- Durante el segundo año de vida, el crecimiento es más lento que en el primero:
  - Generalmente crecen de 10 a 12 cm.
  - Suelen engordar 2-2,5 kg.
  - Necesitan ingerir menos calorías.
- Más o menos a los 2 años, han alcanzado:
  - Aproximadamente la mitad de su estatura adulta.
  - El 90 % del tamaño que tendrá su cabeza cuando sean adultos.

DESARROLLO

DESARROLLO PSICOMOTOR

ENTRE LOS 12 Y 18 MESES

¿Qué hace?

- Se pone de pie sin apoyo (95 % a los 16 y medio).
- Camina (marcha libre) (95 % a los 16).
- Pasa páginas (95 % a los 21).
- Hace un garabato (95 % a los 22).
- Imita tareas del hogar (95 % a los 18 y medio).
- Corre (95 % a los 20).
- Camina hacia atrás (95 % a los 22).

Signos de alarma a los 18 meses:

- Ausencia de marcha autónoma (no camina).
- No construye torres con cubos.
- No emite palabras o el lenguaje no es funcional (no lo usa para pedir, etc.).
- No conoce partes de su cuerpo.
- No se reconoce en el espejo.
- No comprende órdenes sencillas.
- Ausencia de comunicación representacional o afectiva (no hay imitación diferida o juego simbólico).
- Dice menos de 5 palabras.

ENTRE LOS 18 Y 24 MESES

¿Qué hace?

- Tapa un bolígrafo (95 % a los 24).
- Utiliza la palabra «no» (95 % a los 24).
- Señala partes de su cuerpo (95 % a los 24).
- Baja escaleras (95 % a los 24).
- Da de comer a los muñecos (95 % a los 30).
- Ejecuta 2 órdenes (95 % a los 25).
- Combina 2 palabras (95 % a los 25).
- Chuta la pelota (95 % a los 26).
- Utiliza pronombres (yo, tú...) (50 % a los 22 meses, 95 % a los 36).

Signos de alarma entre los 18 y los 24 meses:

- No corre.
- Pasa ininterrumpidamente de una actividad a otra.
- No se entretiene con juegos.
- Tiene conductas repetitivas.
- No construye torres de más de 2 cubos.
- No combina dos palabras («mamá, aquí»).
- Ausencia de palabras simples —«pan», «agua»—, excesiva ecolalia (repite todo lo que oye) o jerga alrededor de los 2 años (el 50 % del habla debe ser inteligible a esta edad).

- Lenguaje no funcional (no lo usa para pedir, jugar, etc.).
- No comprende órdenes o instrucciones simples sin gestos.
- No pide de comer o de beber.
- Desinterés por las personas y, especialmente, por los otros niños; aislamiento.
- Conducta agresiva, negativismo pronunciado.
- Torpeza en la motricidad fina.
- Desarrollo de temores intensos.
- Adherencia de tipo compulsivo a rutinas o rituales con gran irritabilidad al cambio.
- Ante signos de alarma del desarrollo psicomotor, hay que valorar los signos de trastornos del espectro autista (TEA).

A LOS 24 MESES
¿Qué hace?
- Dice unas 50 palabras.
- Combina 2 palabras.
- Señala las partes de su cuerpo.
- Corre.

- Lanza la pelota.
- Sube escaleras si le dan la mano.
- Ayuda a ponerse y quitarse la ropa.
- Garabatea.
- Participa en juegos simbólicos.

¿Cómo puedo estimular su desarrollo?
- Construye en casa carreras de obstáculos.
- Haz un mínimo de 30 min al día de actividad física como ir a un parque, dar un paseo, acudir a una clase de juegos...
- Haz un mínimo de 1 h de juego libre y no estructurado al día (donde pueda explorar y jugar con juguetes como el niño quiera).
- No estéis inactivos durante más de 1 h seguida (excepto si duerme).
- Podéis jugar con papel y colores, plastilina (no tóxica y bajo supervisión), apilar juguetes para derribarlos, puzles...

- Al año, el bebé debe estar incorporándose a la alimentación familiar; comer lo mismo que sus padres o muy parecido, y en un formato adaptado.

¿Qué leche debe tomar?
- Si el bebé toma pecho, continuará con pecho a demanda.
- Si toma leche de fórmula, se puede cambiar a leche entera de vaca.

¿Puede tomar leche semidesnatada?
- No se recomienda en menores de 2-3 años.

¿Sigo ofreciendo primero la leche y después el plato de comida?
- No, a partir de los 12 meses se puede ofrecer primero la comida y después la leche.

> La LM sigue siendo a demanda y un alimento importante, pero poco a poco (la transición no es repentina) va a pasar de ser el alimento principal al complementario.

¿Y si a mi hijo no le gusta la leche de vaca?

> Algunos niños rechazan los lácteos porque los toleran mal (alergia a la proteína de la leche o por intolerancia a la lactosa); es recomendable consultar al pediatra.

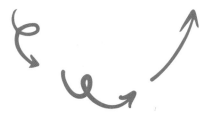

- Es posible que rechace la leche, pero no el yogur o el queso.
- Si rechaza la leche o todos los lácteos, los aportes de calcio y vitamina D se ofrecen a través de la alimentación (legumbres, verduras, frutos secos adaptados, leches vegetales enriquecidas, pescados...).

¿Y si toma más leche de vaca de la recomendada?
- Es mejor regular la cantidad sustituyéndola, poco a poco, por otros alimentos.
- Los motivos:
  - Los lácteos, además de no ser ricos en hierro, disminuyen la absorción del hierro de otros alimentos.
  - Si toma mucha leche, puede quedar saciado y no comer otros alimentos que necesita.

¿Cómo debe ser el plato de un bebé de 12 a 24 meses?

La recomendación sigue siendo:
- 1 alimento con hierro.
- 1 alimento con energía.
- 1 fruta o verdura.

¿Cuánta cantidad de leche necesita?
- Unas 2-3 raciones de lácteos al día:
  - Si toma pecho, un mínimo de 4-5 tomas al día cubren sus necesidades.
  - Si toma leche de vaca, unos 500 ml al día será suficiente.
    › Si un bebé toma yogur o queso no es necesario que tome tanta leche para cubrir sus necesidades.

¿Qué cantidad de agua necesita?

- Esta sigue siendo a demanda: se debe ofrecer y dejar el agua a la vista y no forzar.
- Algunos peques beben mucha agua y otros casi nada porque sus necesidades quedan cubiertas con la leche.

¿Cómo debe beber?

- Se recomienda que beba en vaso (transparente), preferiblemente en un vaso pequeño.

Es recomendable retirar las tetinas de los biberones (para tomar leche o agua) cuanto antes, a ser posible desde los 6 meses (puede ser difícil, se hace de forma gradual y se retira primero durante el día).

En esta etapa, ¿también son elevadas las necesidades de hierro?

- Sí, pero no tanto como hasta los 12 meses.
- Ahora sus necesidades son de 7 mg al día.

¿Ya puede tomar sal?

- Aunque puede tomar 2 g al día (1 g lo aporta la leche), no se recomienda añadir sal a la comida.

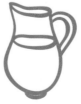

PASO DE TRITURADOS A SÓLIDOS (SI TODAVÍA NO SE HA HECHO)

La AEP no recomienda hacerlo más tarde de los 9 meses; después es más probable que los bebés rechacen texturas.

- Algunos consejos si no has podido hacerlo antes:
    - Si tu bebé es muy sensible y rechaza los grumos, pasa gradualmente del puré de siempre a uno menos triturado, después a uno con grumos, luego al alimento machacado y finalmente al trozo (blando, adaptado).
        › Hay que seguir ofreciendo purés con grumos, aunque el peque los rechace al principio.
        › Es normal que un bebé tenga arcadas, ya que desaparecen con la exposición (si nunca ha estado expuesto a grumos, las tendrá cuando lo esté).

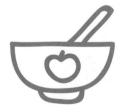

ALIMENTACIÓN III

¿Cuántas comidas al día debe hacer?

• A esta edad, suelen comer 3-4 veces al día y algunos toman 1-2 snacks.

¿Cuántas veces a la semana debe comer ...?

LEGUMBRES, HUEVOS, PESCADO O CARNE

• 2 raciones diarias, seleccionando las ricas en hierro.
• Cuidado con el máximo diario de proteína animal.
  - Legumbres (proteína vegetal):
    › Mínimo de 3-4 veces a la semana.
  - Carne (si coméis carne):
    › 2-3 veces a la semana (preferencia por carnes blancas: pollo, conejo o pavo) y limitar las rojas (máximo 2 veces a la semana).

> • La OMS recomienda limitar el consumo de carne roja, ya que, por cada porción de 50 g de carne procesada consumida diariamente, aumenta un 18 % el riesgo de cáncer colorrectal.

  › Carne blanca: aves (pollo, pavo) y conejo.
  › Carne roja: ternera, cerdo, cordero, caballo, cabra o buey.
  › Carne procesada: la que se ha transformado a través del curado, fermentación, ahumado, salazón u otros procesos para mejorar su sabor o conservación (salchichas, jamón, carne en conserva, cecina...).
  - Pescado (si coméis pescado):
    › 3-4 veces a la semana.
    › Es preferible diversificar el pescado (variar entre blanco y azul).

- Huevo (si coméis huevo):
  › 3-4 veces a la semana.
  › Priorizar el consumo de pescado y huevo por encima del de carne.
- ¿Y si no comemos proteína animal (carne, pescado, huevo, marisco)?
  › Esta recomendación está hecha basándose en una dieta omnívora, es decir, que si vamos a comer carne, pescado y huevo todas las semanas, está bien saber que es preferible comer más veces pescado o huevo que carne.

> › Una dieta vegetariana y vegana es igual de saludable que una omnívora si está bien planificada (igual que la del niño omnívoro); en caso de niños veganos, es recomendable la toma de un suplemento de vitamina B12 y, en ocasiones, se deben valorar otros suplementos.

- ¿Hay también un máximo de proteína animal diario?
  › Sí:
    • Carne: máximo 40-50 g.
    • Pescado: máximo 60-70 g.
    • Huevo: máximo 1 de talla M o L.

FARINÁCEOS INTEGRALES
• Cada día, en algunas comidas.
• Pan, pasta, arroz, cuscús, etc., y también patata y otros tubérculos.

ALIMENTACIÓN IV

FRUTOS SECOS Y SEMILLAS (ADAPTADOS):
- Aportan grasas saludables; también el aceite de oliva que puede usarse para aliñar y cocinar (no reutilizarlo).
- Se deben ofrecer grasas saludables a diario: de 3 a 7 puñados aprox. a la semana.

FRUTAS Y VERDURAS:
- Fruta: mínimo 3 frutas al día.
- Verdura: mínimo 2 veces al día, en comida y cena.
- En total: mínimo 5 raciones de fruta y verdura al día.
- Limitar espinaca y acelga a un máximo de 45 g al día.

ALIMENTACIÓN V

ALIMENTOS QUE SE DEBEN EVITAR

- Desde los 12 meses:
  - Borraja, hasta los 3 años (y limitar espinacas y acelgas).
  - Edulcorantes, hasta los 3 años (estevia, sucralosa, aspartamo, sacarina...).
  - Tortitas o leche de arroz, hasta los 6 años.
  - Carne de caza silvestre cazada con munición de plomo, hasta los 6 años.
  - Peces grandes (tiburón, emperador, lucio y atún rojo), hasta los 10 años.
  - Alimentos con riesgo de atragantamiento (los puede comer adaptados).
- A todas las edades:
  - Zumos industriales o caseros.
  - Café y té.
  - Bebidas con gas.
  - Sal.
  - Azúcar.
  - Hígado y vísceras.
  - Cabezas de gamba, cigala... y cuerpo de crustáceos del tipo cangrejo.
  - Ultraprocesados.
  - Carne, huevo o pescado crudos.
  - Lácteos no pasteurizados.
  - Pez mantequilla o pez escolar.
  - Algas.

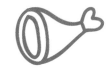

Mi hijo come menos desde que tiene 1 año

- Al año de vida, muchos bebés:
  - Tienen menos apetito; disminuye su velocidad de crecimiento y sus necesidades energéticas no son tan elevadas.
  - Se vuelven más selectivos.
  - No quieren sentarse a comer.
- A los 2 años, muchos bebés:
  - Tienen menos apetito; entre los 2 y los 3 años crecen menos que entre el año y los 2 años.
- Es frecuente que un bebé:
  - Coma un día mucho y al día siguiente poco.
  - Le guste mucho un alimento y, de repente, lo rechace un tiempo y, si lo sigues ofreciendo, lo vuelva a comer más adelante.
- Nunca le fuerces a comer; intenta que la comida sea un momento agradable en familia. Es difícil no sentir angustia si tu peque lleva un tiempo comiendo muy poco, pero es importante intentar disfrutar de las comidas, sin tener expectativas de lo que va a comer. Nuestro agobio no conseguirá que coma más, sino todo lo contrario: lo transmitimos y el bebé siente que comer no es agradable.
- Ver páginas 248 y 249 capítulo 2-3 años alimentación: «ideas de desayuno y merienda» y «conservación de los alimentos».

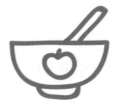

HORAS DE SUEÑO AL DÍA

- De los 12 a los 17 meses:
  - De día: 2-3 h.
  - De noche: 11-12 h.
- De los 18 a los 24 meses:
  - De día: 1,5-2 h.
  - De noche: 11-12 h.
- A los 18 meses, el promedio es de 13,8 h.
- A los 2 años, el promedio es de 13,3 h.
- Habitualmente, el bebé tarda 15-30 min en quedarse dormido.

SIESTAS

- Número de siestas al día:
  - A los 12 meses: 2 siestas.
  - Entre los 13-18 meses: pasan de 2 a 1 siesta.
  - De los 18 meses a los 3-4 años: 1 siesta.
- El 25 % de los bebés de 2 años hace 2 siestas al día; el 66 %, una, y el 8 % hace siestas de manera irregular.
- Las siestas son necesarias en casi todos los bebés hasta los 3-4 años.
- La supresión precoz de las siestas (a menudo, por motivos escolares) conlleva somnolencia diurna:
  - Un niño cansado, con sueño y probablemente irritable no puede aprender ni disfrutar del colegio o de sus amigos.

VENTANAS DE SUEÑO POR EDAD

- A los 13-15 meses: 3-4,5 h.
- A los 15-24 meses (desde que hacen 1 sola siesta): 3,5-5 h.

DESPERTARES

- A los 12 meses:
  - La media de despertares nocturnos es de 4,5.
  - El 90 % es capaz de dormir 5 h seguidas durante la noche.
- A los 2 años:
  - El 20 % se despierta de noche.

- A los 3 años:
  - El 14 % se despierta durante la noche.
- Más allá del año, es significativo que un bebé se despierte entre 3-5 veces por la noche más de 3 noches a la semana.
  - Hay que evaluar si todo es normal: si se podría mejorar revisando los horarios, iniciando rutinas, etc., o si puede haber alguna enfermedad relacionada.

EJEMPLOS PRÁCTICOS:
- Si todos los días se despierta 3 veces, podría estudiarse (aunque puede ser totalmente normal).
- No sería significativo si se despierta 3 noches entre 3-5 veces y el resto de las noches, 2 veces.

REGRESIONES DE SUEÑO

- A los 18 meses y de nuevo a los 24 meses el bebé puede sufrir una regresión de sueño. Los motivos son parecidos:
  - Época de independencia: no se quiere ir a dormir, aunque esté cansado.
  - Momento en el que puede aumentar la ansiedad por separación.
  - Pueden empezar los miedos y las pesadillas.
  - A veces, coincide con un cambio: de cuna a cama, paso a su habitación, llegada de un hermano...
- ¿Cómo superar estas regresiones?
  - Las rutinas y un ambiente relajado ayudan para ir a dormir.
  - El reloj de arena: cuéntale que vas a poner un reloj y que, cuando termine, irá a dormir.
  - Avísale de que irá a dormir y cuándo. Si intentas llevarlo repentinamente, probablemente se queje y se niegue.
  - Acuerda con el bebé la rutina de hoy: p. ej., 2 cuentos y 1 canción.
  - Que siga haciendo la siesta, aunque no quiera; del mismo modo que necesita dormir de noche, también necesita hacer siesta. Los puntos anteriores te ayudarán a que sea más fácil.

SUEÑO II

RUTINAS

- Se recomienda:
  - Realizar rutina con luz tenue antes de acostarlo.
  - No llevar al bebé a la cama cuando está demasiado activo (realizar actividades relajantes antes de acostarlo).
  - Evitar pantallas —televisión, móvil...— siempre, pero al menos 1 h antes de acostarlo.

¿CUÁNDO CONSULTAR?

  - Si se despierta más de 3-5 veces durante la noche y precisa tu ayuda para volverse a dormir más de 3 noches a la semana.
  - Si tarda más de media hora en dormirse (no se cuenta la rutina previa de cuento, etc.).
  - Si llora al dormirse.
  - Si respira por la boca.
  - Si ronca cada noche.
  - Si hace pausas de apnea (no respira unos segundos).
  - Si es difícil despertarle por la mañana o está muy irritable al hacerlo.
  - Si hay síntomas de hiperactividad.

CONSEJOS PARA PASAR...

- DE CUNA A CAMA (aunque a esta edad muchos bebés hacen colecho; es decisión de cada familia cómo duermen en casa).
  - La mayoría de los bebés pasan de cuna a cama entre los 2-3 años, depende del desarrollo de tu hijo (tendrás que valorar).
  - Haz que la cama sea un sitio parecido a su cuna (mismas sábanas, mismo vinilo en la pared, mismo peluche, etc.).
  - Pregunta al bebé qué quiere hacer. Si crees que en la cuna ya no está bien porque no cabe o trepa y se cae, ofrece la opción de pasar a cama.

- Haz que la cama sea lo deseable o atractivo: explícale que vais a buscar una cama, que te ayude a elegir cama y sábanas, a montarla, a pintarla o a decorar la habitación, etc.
- Puedes dejar unos días la cuna cerca por si le cuesta dormir en un sitio nuevo y quiere volver a ella.

• A SU HABITACIÓN (solo familias que quieran hacerlo).
- Por supuesto, los bebés pueden dormir con sus padres hasta que todos ellos deseen.
- Según la edad del bebé y su lenguaje, puedes preguntarle qué quiere.
- Involúcrale en la decoración y los cambios que hagáis en la habitación.
- Puede empezar durmiendo la siesta en la nueva habitación si suele costarle poco quedarse dormido y, cuando ya lleve un tiempo, dormir también por la noche.
- Podéis jugar durante el día en la que será su nueva habitación para que la asocie con experiencias positivas.
- También podéis dormir todos en la nueva habitación y, después de un tiempo, cuando se adapte al cambio, irte a dormir a la tuya.
- Otra opción es pasar solo al bebé a su habitación, pero es mejor trasladar a la nueva habitación la misma cuna o cama donde ya estaba durmiendo (los cambios, mejor de uno en uno).
- Intenta que el nuevo lugar donde va a dormir se parezca al anterior.

REVISIÓN DEL PEDIATRA I

REVISIÓN A LOS 12 MESES

- Ver pág. 174, «La revisión del pediatra de 6 a 12 meses».

REVISIÓN A LOS 15 MESES

- Cita con enfermería pediátrica para administrar vacuna contra la varicela.
- VACUNA CONTRA LA VARICELA
  - Es una vacuna atenuada.
  - Algunas marcas, a pesar de ser atenuadas, pueden administrarse en ciertos pacientes con inmunodeficiencias (hay que estudiar cada caso) o enfermedades crónicas.
  - Posibles efectos secundarios, aunque suele tolerarse bien:
    › Entre 5-35 % de los bebés presentan alguna reacción adversa.
    › Las más frecuentes son dolor, enrojecimiento o hinchazón en el lugar de punción.
    › Menos frecuentes: fiebre o exantemas leves que aparecen entre los 5-30 días siguientes a la vacunación.
  - A veces, esta vacuna se administra junto con la dosis de refuerzo contra la meningitis B (Bexsero), que a veces se administra entre los 13-15 m (ver pág. 104, «Vacunas»).

REVISIÓN A LOS 18 MESES

- Suele haber revisión en el centro de salud. En algunas CC. AA. es una revisión que hace enfermería de pediatría.
- En esta revisión se valoran, entre otras cosas, las señales de alarma de TEA (trastorno espectro autista). A partir de los 18 meses ya se pueden aplicar escalas validadas en caso de sospecha; se trata de unas pruebas que se usan para valorar la comunicación, la interacción social y la conducta del niño.
  - Ante un niño con señales de alarma sugestivas de presentar TEA, también deben descartarse alteraciones en su audición o visión.

TRASTORNO DE ESPECTRO AUTISTA (TEA)

- ¿Qué es? (Aunque debes tener en la cabeza una idea del autismo, probablemente conoces algunas personas con TEA y no sabes que lo son.)
  - Es un trastorno que afecta a la comunicación verbal y no verbal, a la interacción social y a la conducta.
  - Su evolución es crónica y existen diferentes grados de afectación.
- Señales de alarma en menores de 12 meses:
  - Poca frecuencia del uso de la mirada dirigida a personas.
  - No muestra anticipación cuando lo vas a coger en brazos.
  - Falta de interés en juegos interactivos simples como el «cucú-tras».
  - Falta de sonrisa social.
  - Falta de ansiedad ante los extraños alrededor de los 9 meses.
- Señales de alarma entre los 12-18 meses:
  - Contacto ocular reducido.
  - No responde a su nombre.
  - No señala para pedir algo.
  - No muestra objetos.
  - Tiene una respuesta inusual ante estímulos auditivos (p. ej., se asusta muchísimo con un ruido o todo lo contrario).
  - No mira hacia donde otros señalan.
  - Ausencia de imitación espontánea.
  - Ausencia de balbuceo social o comunicativo como si conversara con el adulto.

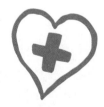

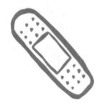

REVISIÓN DEL PEDIATRA II

REVISIÓN A LOS 18 MESES

TRASTORNO DE ESPECTRO AUTISTA (TEA)

- Señales de alarma entre los 18-24 meses:
  - No señala con el dedo para compartir un interés.
  - Dificultades para seguir la mirada del adulto.
  - No mira hacia donde otros señalan.
  - Retraso en el desarrollo del lenguaje comprensivo o expresivo.
  - Falta de juego funcional con juguetes o presencia de formas repetitivas de juego con objetos (p. ej., alinear, abrir y cerrar, encender y apagar).
  - Ausencia de juego simbólico.
  - Falta de interés por otros niños o hermanos.
  - No suele mostrar objetos.
  - No responde cuando se le llama.
  - No imita ni repite gestos o acciones (p. ej., muecas, aplaudir).
  - Muestra pocas expresiones para compartir afecto positivo.
  - Antes usaba palabras, pero ahora no.
- Factores de riesgo de presentar TEA:
  - Hermano o hermana con TEA.
  - Edad avanzada del padre y de la madre.,
  - Alguno de los progenitores con antecedentes de trastorno mental grave como esquizofrenia, trastorno bipolar o depresión.
  - Factores de riesgo perinatales:
    › Consumo de fármacos por parte de la madre como valproato o sustancias teratógenas.
    › Infecciones perinatales.
    › Diabetes gestacional.
    › Sangrado gestacional.
    › Sufrimiento fetal.
    › Prematuridad.
    › Peso bajo.
    › Enfermedades metabólicas.

ESTIMULACIÓN DESARROLLO PSICOMOTOR

• Ver pág. 215 de este capítulo («¿Cómo puedo estimular su desarrollo?»).

ALIMENTACIÓN SALUDABLE

• Ver págs. 216-225 y 246-253 (Alimentación de 12 a 24 meses y de 24 a 36 meses).

SUEÑO

• Ver pág. 226, «Sueño».

SALUD BUCODENTAL

• Ver pág. 119.

PANTALLAS

• Ver pág. 294.

PROTECCIÓN SOLAR

• Ver pág. 286.

PREVENCIÓN ACCIDENTES

• Ver pág. 274.

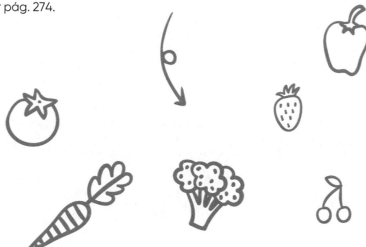

REVISIÓN A LOS 24 MESES

- A los 2 años normalmente no se administra ninguna vacuna, aunque a veces hay alguna pendiente y siempre se revisa el caso de cada niño.
  - Si se administra la de la GRIPE, puede ser vía intranasal a partir de los 2 años.
- También se hace una valoración de la marcha.
  - Ver pág. 236, Cuando consultar «Camina con los pies hacia dentro».

PREGUNTAS FRECUENTES

- *¿Hay que bajar el prepucio?*
  - Si no baja, no.
  - Si baja fácilmente y sin molestias, podemos bajarlo en el bañito para limpiar sus genitales.
  - Si no baja o baja poco, tendremos que esperar un tiempo; al final la gran mayoría baja (a los 16 años solo un 1% tiene fimosis).
  - Está totalmente desaconsejado el famoso «tirón», pues crea cicatrices y puede emporar la fimosis, además de ser muy doloroso.
  - Ver pág. 99, Preguntas frecuentes.

- *¿Puedo seguir dándole pecho?*
  - Por supuesto.
  - La OMS recomienda la LM exclusiva los primeros 6 meses y junto con otros alimentos hasta los 2 años POR LO MENOS y hasta que mamá y el bebé deseen.
  - El destete natural se suele producir entre los 2,5-7 años; ver pág. 168, «Destete».

- *¿Es normal que no quiera jugar con otros niños?*
  - A esta edad, suelen haber muchas preguntas sobre su desarrollo social.
    › Aunque hasta los 3 años algunos niños no juegan activamente con otros, a los 2 años sí muestran interés por otros niños y los adultos.
    › Si tu hijo no interactúa con otros niños, tiende a aislarse, no te busca para pedirte algo, no intenta comunicarse contigo o hay algo de su desarrollo que te preocupa, consulta a tu pediatra.
    › Ver pág. 231, TEA «Señales de alarma».

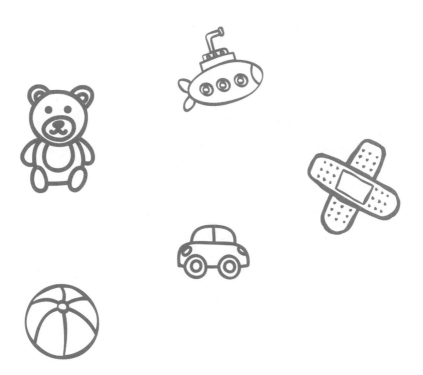

CAMINA CON LOS PIES HACIA DENTRO

- La mayoría de las veces es normal.
- Entre los 18 y 40 m la causa suele ser que la tibia está «girada hacia dentro» (es el desarrollo normal).
- A partir de los 3 años, la causa suele ser un giro del fémur (el hueso que hay en el muslo); normalmente también se corrige con la edad.
- Algunos niños, al nacer y hasta los 24 meses, pueden tener los pies girados hacia dentro (metatarso aducto); creemos que por la postura del bebé en la barriga de mamá y, si es flexible, se corrige solo sobre los 12 meses.
- ¿Cuándo consulto?
  - El pediatra valora la marcha en las revisiones de salud, pero consulta si:
    › El bebé cojea o tiene dolor en pierna o cadera.
    › Un pie se orienta hacia dentro más que el otro.
    › En vez de mejorar, la rotación de los pies empeora.
    › Se cae mucho, no puede correr.
    › Algo te llama la atención o te preocupa.
  - Es útil grabar al bebé andando diferentes días porque, a veces, en consulta corrigen la forma de caminar.

SE LE JUNTAN LAS RODILLAS AL ANDAR

- Al nacer, los bebés tienen las rodillas bastante separadas. Cuando gatean, empiezan a ponerse de pie y caminan parecen «vaqueros»: rodillas separadas y tobillos juntos (genu varo). Es normal hasta los 2 años.

- Poco a poco, a partir de los 2 años, las rodillas se van juntando; es un proceso normal del crecimiento.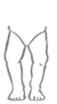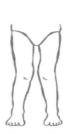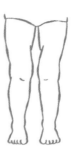
- A los 3-4 años, es cuando más juntas están (genu valgo); las piernas parece que estén en X: rodillas juntas y tobillos separados.
- A partir de entonces, se van enderezando y a los 7-8 años aprox. están bastante rectas, aunque puede persistir un ligero valgo.
- ¿Cuándo consultar?
  - Si no es simétrico (una rodilla se mete mucho más que la otra).
  - Si aparece la alteración después de un golpe.
  - Una pierna es más larga que la otra.
  - Piernas muy arqueadas o el bebé tiene una enfermedad crónica o una alteración de la salud.
  - Sigue presentando un genu varo a los 3 años (o el genu valgo aumenta a partir de los 8 años).
  - No puede caminar.
  - Tiene dolor.
  - No crece.
  - Cuando anda o corre, las rodillas chocan.
  - Hay enfermedades óseas en la familia.
  - Se acompaña de una talla muy baja.

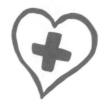

TIENE EL PIE PLANO

- Es aquel que no tiene arco o muy poco en la planta del pie cuando está apoyado en el suelo; suele ir acompañado de una inclinación del tobillo hacia dentro (valgo de talón) y del talón hacia fuera.
- Ocurre porque los tejidos son más flexibles y blandos y no se puede mantener la alineación normal de las articulaciones del pie.
- Existen 2 tipos: flexible y rígido:
  - Flexible: cuando se pone de puntillas o se le levanta el dedo gordo, aparece el arco. Este tipo es normal: la mayoría tienen un pie plano flexible hasta los 4 años aprox. y entre los 4-6 años aparece el arco.
  - Rígido: no aparece el arco. Necesita tratamiento (3 %).
- ¿Cuándo consultar?
  - Deformidad importante.
  - Inestabilidad cuando se pone de pie.
  - Tiene dolor.
  - Cae con mucha frecuencia.
  - Va a más o el talón está más deformado.

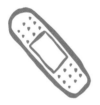

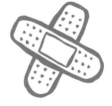

«Esta etapa me daba miedo».

Ahora mismo estamos aquí.

Antes, siempre que pensaba en esta etapa, me daba algo de miedo por cómo serían las rabietas, por cómo las gestionaríamos, por si cambiaría mucho el vínculo y nos alejaríamos de alguna manera...

La realidad es que la maternidad me parece cada vez más bonita (y también más fácil). Sí, es cierto que hay rabietas. Sí, es cierto que algunos días son muy duros, sobre todo si está enferma o cansada. Pero también es cierto que es muy especial estar cerca de ella cuando le pasa algo, ser su apoyo, superar lo difícil juntas, crecer unidas, estar ahí cuando te necesita, ese abrazo que te pide al final entre lágrimas... Y es que resulta que, en la parte difícil, también hay mucho espacio para el amor y el disfrute.

De 24 a 36 meses

SENTIDOS

OÍDO

- Al igual que ocurre entre los 12 y 24 meses, los problemas de audición a esta edad pueden detectarse en niños con alteraciones en la comunicación o en su relación con otras personas, o si presentan retrasos en su desarrollo psicomotor (ver pág. 244). Además, existen otras manifestaciones, p. ej.:

> - El niño no dice ninguna palabra o dice pocas (menos de 10 palabras a los 3 años).
> - No hace frases de 2 palabras («Mamá, ven») a los 3 años.
> - No responde a peticiones sencillas (no sigue instrucciones).

VISTA

- Su agudeza visual es del 50 % a los 3 años.
- Alrededor de los 2-3 años, tu peque empezará a reconocer algunos colores.
- Entre los 2 y los 4 años, el pediatra de atención primaria le derivará al oftalmólogo pediátrico para realizar una revisión de la vista (si no ha surgido antes alguna alteración).
- Sospechamos alteraciones de la visión a esta edad si existe:
  - Estrabismo.
  - Torpeza motora.
  - Retraso en el lenguaje.
  - Mala coordinación.
  - Retraso en su desarrollo psicomotor.

CRECIMIENTO

- Durante este tercer año de vida (de 24 a 36 meses), el crecimiento es más lento que en los anteriores.
  - Los niños suelen crecer de 5 a 8 cm, aprox.
  - Suelen engordar unos 1,8 kg.
  - Es difícil establecer una talla y un peso estándares para su edad. Revisamos los percentiles de peso y talla como orientación (el peque crece y engorda alrededor de ese percentil).

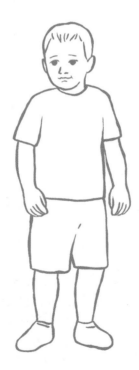

DESARROLLO

DESARROLLO PSICOMOTOR

ENTRE LOS 24 Y 30 MESES

¿Qué hace?

- Se quita los pantalones (95 % ya lo hacen a los 31 meses).
- Salta hacia delante (95 % a los 37 m).
- Coge un lápiz (95 % a los 37 m).
- Salta con los pies juntos (95 % a los 43 m).
- Hace frases de 3 palabras (incluido el verbo, p. ej., «Mamá, ven aquí») (95 % a los 34 m).
- Se pone una prenda abierta (p. ej., una chaqueta. (95 % a los 43 m).

Signos de alarma a los 30 meses

- No dice ninguna frase.
- Pasa ininterrumpidamente de una acción a otra.
- No hay juego simbólico.
- Estereotipias verbales (emite sonidos o palabras repetidamente: p. ej., repetir lo último que hemos dicho. Mamá: «¿Vienes?». Peque: «¿Vienes?, ¿vienes?, ¿vienes?...»).

ENTRE 30 Y 36 MESES

¿Qué hace?

- Va al baño y usa el inodoro para hacer pipí o caca cuando tiene ganas (95 % a los 38 m).
- Identifica su sexo (95 % a los 43 m).
- Copia un círculo (95 % a los 43 m).
- Cuenta hasta 2 (95 % a los 41 m).

ALREDEDOR DE LOS 3 AÑOS

¿Qué hace?

- Diferencia entre largo y corto (95 % a los 44 m).
- Se desabrocha los botones (95 % a los 46 m).
- Responde coherentemente a preguntas simples (p. ej., le preguntamos «¿Qué haces cuando tienes las manos sucias?» y da una respuesta coherente) (95 % a los 47 m).
- Reconoce los colores (95 % a los 44 m).

Signos de alarma a los 3 años:

- No desarrolla juego simbólico (p. ej., alimentar a un muñeco como si fuera un bebé de verdad, etc.).
- Estereotipias verbales.
- Caídas frecuentes.
- Dificultad para subir y bajar escaleras.
- No puede copiar un círculo.
- Incapacidad de separarse de la madre (dentro de los límites de la normalidad, por supuesto; así,

es normal que el primer día en un lugar nuevo no quiera quedarse en ese sitio sin nosotros).

- Lenguaje incomprensible (no le entendemos).
- Incapacidad de comunicarse usando frases cortas (3-4 palabras).
- Inmadurez verbal (vocabulario escaso, no usa verbos), repite sistemáticamente.

¿CÓMO PUEDO ESTIMULAR SU DESARROLLO?

- Necesitará tiempo para jugar y moverse de forma libre, al menos 3 horas al día, dentro y fuera de casa (andar, correr, jugar, saltar, columpiarse, nadar, ir en bicicleta...).

Ideas de juegos a esta edad:

- Manualidades: dibujos con ceras, acuarelas, plastilina...

- Lenguaje: cuentos (leed juntos, pregúntale qué cree que pasa en la imagen o qué pasará después), paseos en familia...
- Motor grueso: paseo en bicicleta, natación, excursión en familia.
- Música: talleres para niños, cantar y bailar en casa.
- Emociones: pon palabras a sus emociones («¿Estás enfadado?») para ayudarle a explicar cómo se siente. También puedes enseñarle a respirar despacio para relajarse.
- En familia: paseos, cocina, canciones, bailes...
- Juegos sociales: entre los 2 y los 3 años (más cerca de los 3) suele despertar el interés por jugar con otros niños

> Y el más importante...
> ¡juego libre!

ALIMENTACIÓN I

EL PLATO DE HARVARD
¿Cómo debe ser el plato de un bebé de 24 a 36 meses?

La recomendación es:
- Mitad del plato: verduras y frutas.
  - › Las patatas (y patatas fritas) no se incluyen en este grupo por su efecto negativo en el azúcar en sangre.
  - › Mejor frutas enteras o en rebanadas (cortadas). Evita los zumos, aunque sean naturales.
- Un cuarto del plato: granos integrales (trigo, arroz, quinoa, pasta, pan...; normalmente aportan la energía).
- Un cuarto del plato: proteína saludable (legumbres: lentejas, garbanzos, frijoles, guisantes, soja...), frutos secos y semillas (nueces, pistachos, almendras, avellanas, semillas de lino, sésamo, chía...), pescado, huevo, carne (normalmente aporta hierro)... Algunos cereales o vegetales también se consideran fuente de proteínas (quinoa, arroz, mijo, avena, kamut, brócoli, maíz, espárragos, coles de Bruselas...). Limita las carnes rojas (vaca, cerdo, cordero) y evita los embutidos (jamón, mortadela, salchichas...).

- Aceite de oliva virgen extra: es el más adecuado para cocinar y aliñar.
- Bebidas: el agua es la mejor opción. También pueden tomar leche (la leche mejor no tomarla en comidas principales).
- Lácteos: leche entera, yogur natural, queso tierno o fresco. Evitar los yogures con azúcar, leche en brik con sabores, yogures bebibles de frutas...

¿Cuánta cantidad de leche necesita?
- Depende del resto de su dieta. Habitualmente la principal fuente de calcio en los niños son los lácteos (aunque depende de la alimentación de tu peque).
- Las recomendaciones de ingesta de calcio en la dieta varían según la edad. Ver págs. 56, 181, 217 y 246-247.

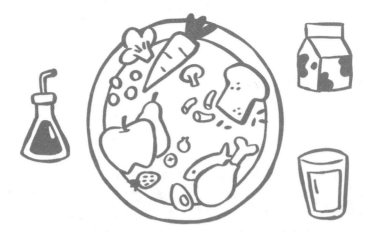

- 700 mg al día de calcio entre 1 y 3 años.
- Estas necesidades quedan cubiertas si el peque toma unas 2-2,5 raciones de lácteos al día. Si no tomáis lácteos, estas necesidades de calcio se cubrirán a través de otros alimentos como legumbres, verduras, leches vegetales enriquecidas, etc." (Ver pág 216, Alimentación de 12 a 24 m).
- Si tu peque toma pecho y hace un mínimo de 4-5 tomas al día, quedan cubiertas sus necesidades de lácteos.

¿Qué cantidad de agua debe beber?
- (Ver pág 218, Alimentación de 12 a 24 m).

En esta etapa, ¿las necesidades de hierro también son elevadas?
- (Ver pág 219, Alimentación de 12 a 24 m).

¿Ya pueden tomar sal?
- (Ver pág 219, Alimentación de 12 a 24 m).

ALIMENTOS QUE DEBEN EVITARSE
- (Ver lista pág. 224 Alimentación de 12 a 24 meses).

Mi hijo come menos desde que tiene 1 año
- (Ver pág. 225 Alimentación de 12 a 24 meses).

ALIMENTACIÓN II

EJEMPLO DE MENÚ DIARIO

- **Desayuno.** Lácteo + cereal + fruta: toma de pecho o vaso de leche + trigo hinchado o avena + trocitos de plátano = porridge de avena (avena + leche o agua + plátano + canela), trigo hinchado en leche (en remojo, se vuelve blandito y es adecuado) con canela, etc.
- **Almuerzo de mañana.** Cereal + lácteo: pan integral con tomate y AOVE + queso tierno o fresco. Otra opción: pan integral con aguacate + toma de leche materna o vasito de leche o yogur.
- **Comida.** Plato de Harvard: brócoli + pollo asado + arroz integral (= ensalada de arroz) + fruta (p. ej., pera).
- **Merienda.** Lácteo + frutos secos: toma de pecho + fruta (mandarina, fresa, kiwi, melocotón, sandía...) +/– frutos secos triturados o crema de frutos secos untada en pan. Ideas: porridge de avena (avena + leche + frutos secos triturados + fruta + canela), pan integral con crema 100 % cacahuete +/– toma de pecho/yogur, yogur con fruta y frutos secos triturados...
- **Cena.** Plato de Harvard: hummus de garbanzos + palitos de zanahoria al horno o al vapor y palitos de pan integral para mojar en el hummus + fruta (caqui, manzana al micro, pera, kiwi, fresa, ciruela, etc.).

Ideas de desayuno y merienda
- Fruta fresca, frutos secos adaptados a la edad del niño (triturados, mantequilla de fruto seco untada en pan integral...), pan integral con aguacate o tomate con aceite de oliva virgen extra +/– queso fresco o con paté de mejillones o de sardinas (triturándolos junto con otros alimentos como con patata, aguacate, cebolla o aceitunas (eligiendo las que tengan menos sal y retirando el hueso), porridge de avena con fruta y frutos secos, tortilla con tomate y pan integral, yogur con fruta y frutos secos, cereales sin azúcar con leche (muesli, trigo hinchado, co-

pos de maíz, avena...), preparación casera (galletas de copos de avena y plátano o manzana asada al horno, tortitas, muffin casero al micro, pastel casero...).

ALGUNAS IDEAS PARA QUE LAS COMIDAS SEAN AGRADABLES

- Si has entrado en un círculo vicioso en el que te angustias cada vez que el peque come, necesitas resetear. Tu angustia es tuya, pero se la transmites y él nota que algo sucede en la mesa y que es algo desagradable.
- Si es posible —y seguro—, el niño puede ayudarte a preparar la comida y a poner la mesa.
- Comed todos juntos, charlando de algo agradable.
- No llenes el plato del peque de mucha comida, un trozo de cada alimento puede ser suficiente (mejor reponer).
- En su plato, procura que siempre haya un alimento que le guste (le animará a probar y «romperá el hielo»).
- Si está en una fase en la que el tamaño pequeño de las cosas le llama la atención, ofrece los alimentos en cortes pequeños.
- Déjale usar el tenedor, a los niños suele gustarles aprender a usarlo.
- Pídele que te dé comida a ti o que se la dé a algún muñeco que sentéis a la mesa.
- Prueba a que coma en otro lugar: sentado encima de ti, en una mesa baja a su altura, en otro lugar de la casa...
- Coloca uno o varios platos centrales y comed todos del mismo lugar.
- Déjale tocar los alimentos; si no lo hace, será difícil que los pruebe.
- Ofrece la comida en un buen momento (asegúrate de que no tiene sueño o demasiada hambre).
- Jugad a clasificar los alimentos por colores.
- Fuera de la mesa, jugad con distintos alimentos, p. ej., podéis hacer collares con legumbres o flores con la piel de distintas frutas, etc.

ALIMENTACIÓN III

CONSERVACIÓN DE LOS ALIMENTOS

- Congelador: por debajo de −18 °C.
- Nevera: temperatura ideal de refrigeración entre 0 y 4 °C.
  - En el estante superior: alimentos cocinados (sobras de comida).
  - En el estante del centro: huevos (o en la huevera), productos lácteos y embutidos.
  - En el estante inferior: alimentos crudos (carne, ave, marisco y pescado) y productos en descongelación, así evitaremos goteos y derrames.
  - En la puerta: bebidas o alimentos de consumo frecuente, como leche, agua y también mermeladas o salsas.
  - En el verdulero: frutas y verduras.
- Comida ya cocinada:
  - Espera a que no queme para meterla en la nevera (nunca más de 2 h fuera de la nevera). En verano guárdala antes.
  - Una vez abierto un envase, la mayoría de los alimentos se conservan bien 2 días.
- Pollo o pavo:
  - Entero: 1-2 días en nevera; 1 año en congelador.
  - En trozos o filetes: 1-2 días en nevera; 9 meses en congelador.
- Ternera, oveja o cerdo:
  - Filetes y asados: 3-5 días en nevera; 4-12 meses en congelador.
  - Chuletas: 3-5 días en nevera; 4-6 meses en congelador.
- Carne cocida: 3-4 días en nevera; 2-3 meses en congelador.
- Salsas y caldos de carne: 1-2 días en nevera; 2-3 meses congelador.
- Sopas y guisos de verdura con carne: 1 día en nevera; 2-3 meses en congelador.
- Hamburguesas, carne para guisos o carne picada: 1-2 días en nevera; 3-4 meses en congelador.

- Huevos:
  - Crudos con cáscara: 3 semanas en nevera. No congelar.
  - Claras o yemas de huevo crudas batidas: 2-4 días en nevera; 12 meses en congelador.
  - Huevo duro: 1 semana en nevera. No congelar.
- Pescados:
  - Azul: 1-3 días en nevera; 2-3 meses en congelador.
  - Blanco: 1-3 días en nevera; 4-8 meses en congelador.
- Mariscos:
  - Langosta fresca: 2-4 días en nevera; 2-4 meses en congelador.
  - Calamar: 1-3 días en nevera; 6-18 meses en congelador.
- Pasta: 2 días en nevera. No recomendable congelar.
- Arroz: 1 día en nevera. No recomendable congelar.
- Legumbres: 3-4 días en nevera; 6 meses en congelador.
- Frutas y verduras: depende del alimento. En general, 8-12 meses congeladas. Verduras no más de 24 h en la nevera. Se desaconseja congelar las verduras y frutas que vayamos a comer en crudo, p. ej., lechuga o tomates. Tampoco se aconseja congelar patatas.

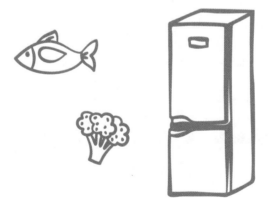

CONSERVACIÓN DE LOS ALIMENTOS (CONTINUACIÓN)

- DESCONGELAR:
  - La nevera nos permite descongelar despacio, es lo más recomendable.
  - Para descongelar más rápido se puede colocar el alimento en una bolsa de plástico hermética y sumergirlo en agua fría, cada 30 min cambiamos el agua hasta que se haya descongelado. Cocínalo inmediatamente después de descongelarlo.
  - Si descongelas en el micro, cocina los alimentos inmediatamente después.
  - Algunos alimentos pueden cocinarse congelados directamente, como las verduras y hamburguesas (hacerlo así solo si la etiqueta del alimento lo indica).

- COCINAR (es necesario que el alimento alcance estas temperaturas en todas sus partes):
  - La carne de vaca, ternera y cordero hay que cocerla hasta alcanzar al menos 63 °C.
  - Cerdo: al menos a 72 °C.
  - Carne picada: al menos 72 °C.
  - Carne de ave: al menos 74 °C.
  - Filete de pescado: al menos 63 °C
  - Plato que lleve huevo (p. ej., quiche): al menos 72 °C.
  - Huevo: hasta que la yema y la clara estén cuajadas.
  - Camarones, langosta, cangrejo, vieiras: hasta que la carne esté blanca y opaca.
  - Almejas, ostras o mejillones: cocinar hasta que las conchas se abran durante la cocción.

- SOBRAS:
  - Tira cualquier alimento que haya estado a temperatura ambiente 2 h o más. Si es verano y hace calor (32,5 °C o más), tírala si ha estado tan solo 1 h.
  - Refrigera o congela en envases los alimentos que hayan sobrado.
  - Al recalentar, asegúrate de que el alimento llegue a una temperatura mínima de 70 °C durante al menos 15 segundos.

- RECONGELAR:
  - En general está desaconsejado recongelar. Si has descongelado algo que no vais a comer, cocínalo antes de volver a congelarlo.

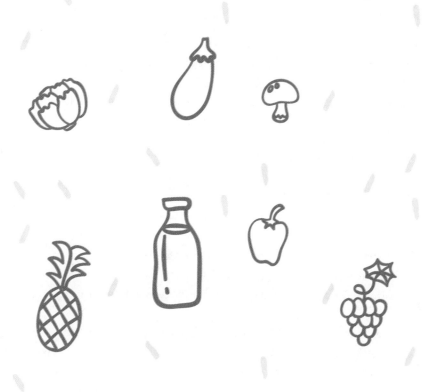

SUEÑO I

DATOS Y MEDIAS

- Horas de sueño al día:
  - De 24 a 30 meses: 12,5-13 h al día.
    - › De noche 10-11 h.
    - › De día 2-3 h.
  - De 30 meses a 3 años: 12,5 h al día.
    - › De noche 10-11 h.
    - › De día 1,5-2 h.
- Habitualmente tardan entre 15 y 30 min en quedarse dormidos.

VENTANAS DE SUEÑO

- De 2 a 3 años: 3,5-6 h (depende mucho de cada niño).

SIESTAS

- La mayoría de los niños de 3 años hacen siesta y dejan de hacerla entre los 4 y 5 años (a los 4 años algún día puntualmente duermen siesta y a los 5 años no).
- Algunos niños con 3 años ya no hacen siesta: porque no la necesitan, no porque el colegio no permita hacerla o porque los padres prefieran evitarla por algún motivo.
- Numero de siestas a los 3 años: 1.

RUTINAS

- - Se recomienda:
  - Realizar una rutina con luz tenue antes de acostarlos y evitar pantallas.
  - No llevar a los niños a la cama cuando están demasiado activos.
  - Las rutinas ayudarán a que el peque vaya a dormir porque a esta edad es frecuente (y totalmente normal) la oposición («No quiero dormir, prefiero jugar»).

> – Os puede ayudar a convencerle si incorporáis una sorpresa (p. ej., con un cuento nuevo o con pegatinas, o un reloj de arena de otro color para controlar el tiempo de la rutina...) o añadiendo algo que le guste mucho (p. ej., cantar una canción para ir a dormir).

DESPERTARES

- Media por edad:
  - A los 2 años, el 20 % de los niños se despiertan.
  - A los 3 años, el 14 %.
- Mi hijo de 3 años aún se despierta, ¿por qué?
  - Depende de muchos factores:
    › Vigila sus horarios y el cansancio acumulado.
    › Ejercicio: ¿se ha movido lo suficiente?
    › Alimentación: ¿tiene hambre o, por el contrario, está demasiado lleno?
    › Estrés vs. relajación: a veces están preocupados por si nos vamos cuando ellos están dormidos y se despiertan para comprobar que seguimos allí; otras, están ocurriendo muchos cambios en casa (hermanito, mudanza...) y es normal que se despierten más.
    › Temperatura: ¿hace frío o calor? Algunos niños no quieren taparse con la manta, pero a la vez tienen frío.
    › Comodidad: revisa que no haya etiquetas que rocen su piel, la talla de su ropa, el material (usar algodón en niños con piel atópica)...
    › Salud:
      - ¿Ronca? ¿Hace pausas de apnea (no respira unos segundos)? Consulta y, si es posible, llévale un vídeo a tu pediatra (hay que descartar un síndrome de apnea obstructiva del sueño, suele empezar sobre los 34 meses).
      - ¿Le cuesta respirar porque tiene mocos? Hazle un lavado nasal antes de que se acueste. Revisa la humedad de la habitación.
      - Hay que revisar otros motivos que pueden aumentar los despertares: picor (dermatitis), anemia, alergias...

SUEÑO II

¿CUÁNDO CONSULTAR?

Ver pág. 228 del capítulo De 12 a 24 meses.

PESADILLAS

- Las sufren el 10-50 % de los niños de 3 a 5 años.
- Suelen empezar entre los 3 y los 6 años, aunque son más frecuentes entre los 6 y los 10.
- Son sueños que les producen miedo o ansiedad.
- El peque despierta muy asustado, recuerda lo que ha soñado.
- Son más frecuentes en el último tercio de la noche.
- Al peque le cuesta volver a dormirse, está nervioso.
- Puede estar sudoroso y taquicárdico.
- Son factores de riesgo de pesadillas: sueño insuficiente, algunos medicamentos, estrés...
- Algunos niños no quieren ir a dormir por si tienen pesadillas.

TERRORES NOCTURNOS

- Ocurren en el 3-6 % de los niños (1-5 % en edades entre 3 y 4 años).
- Son episodios de terror durante el sueño.
- El peque está DORMIDO.
- Grita, llora, parece que tenga muchísimo miedo (suda, está taquicárdico, respira muy rápido...), normalmente tiene los ojos abiertos y la mirada fija, pero no nos ve ni nos oye (está dormido) y tampoco responde si le hablamos.
- Unos minutos después, el niño se calma y sigue durmiendo.
- No recuerda lo que ha pasado.
- Ocurren 2-3 h después de haberse quedado dormido.
- Factores de riesgo: están demasiado cansados, horarios de sueño irregulares, no duermen lo suficiente, duermen en un lugar nuevo, fiebre, alguna enfermedad, nuevo medicamento, estrés...
- Suele haber antecedentes familiares.
- No hay que intentar despertar al niño, solo quedarse a su lado y vigilar que no se haga daño.

- No recordárselo al día siguiente porque a veces tienen miedo de dormirse por si les vuelve a ocurrir.
- Son más frecuentes entre 4 y 12 años, aunque pueden ocurrir antes, y más en niños que en niñas.
- Desaparecen con el tiempo, cuando el peque va creciendo y su sistema nervioso madura.
- A veces, cuando siempre suceden a la misma hora, pedimos a los padres que despierten al niño un poco antes de que le ocurra y luego vuelvan a dormir.
- En ocasiones, puede recomendarse medicación.

SONAMBULISMO

- Más frecuente entre los 4 y 8 años (aunque puede ocurrir antes).
- Episodio en el que el niño dormido puede sentarse en la cama, caminar, correr o incluso abrir puertas cerradas; a veces, solo hablan mientras duermen, se incorporan y se vuelven a tumbar.
- Habitualmente están calmados.
- Suele durar desde unos pocos segundos a 30 min.
- Tienen los ojos abiertos.
- Están dormidos y cuesta despertarles.
- Se produce 1-2 h después de haberse quedado dormidos.
- Normalmente no recuerdan lo sucedido.
- Es más frecuente en niños que en niñas.
- Suele haber antecedentes familiares (60 %).
- Factores de riesgo: los mismos que en el caso de los terrores nocturnos.
- Si tu peque es sonámbulo:
  - No le despiertes cuando ocurre el episodio, intenta conducirlo de forma suave hasta su cama de nuevo.
  - Toma medidas de seguridad: cierra puertas y ventanas, guarda las llaves de la puerta, no dejes cuchillos en la mesa o a su alcance, etc.).

REVISIÓN ENTRE LOS 3 Y LOS 4 AÑOS

- Tiene lugar la siguiente revisión con el pediatra.
- Se administra una vacuna (varicela + triple vírica). La vacuna de la varicela a los 15 meses se administra junto con la 2.ª dosis de triple vírica (en un solo pinchazo; vacuna tetravalente).
- Si no se ha administrado antes meningitis B o meningitis ACWY, puede hacerse ahora.
- Si se va a administrar la vacuna de la gripe, a partir de los 2 años puede inocularse la vacuna intranasal.

SIGNOS DE ALARMA

A los 3 años

- Pérdida de hitos conseguidos antes.
- Ausencia de juego simbólico.
- Caídas frecuentes.
- Dificultad para subir y bajar escaleras.
- No puede copiar un círculo.
- Incapacidad de separarse de la madre (dentro de unos límites razonables, es normal que no quiera separarse el primer día en el que explora un lugar nuevo).
- Desarrollo del lenguaje:
  - Lenguaje incomprensible (se le entiende menos del 50 % entre 2 y 3 años o menos del 75 % a los 3 años).
  - Incapacidad para comunicarse.
  - Uso de frases cortas (3-4 palabras).
  - Inmadurez verbal (vocabulario escaso, no emplea verbos).
  - Se repite sistemáticamente.
  - Estereotipias verbales.
- Valoración de la marcha (ver pág. 236, «mi niño camina con los pies hacia dentro»)

DUDAS FRECUENTES

- (Ver pág. 234, La revisión del pediatra, Preguntas frecuentes de 12 a 24 meses.

EXPLORACIÓN VISUAL

- El pediatra valora la agudeza visual del peque.
- Se deriva al oftalmólogo para descartar una ambliopía («ojo vago» o «perezoso»), uno de los problemas más frecuentes de visión en niños. Lo que suele ocurrir es que ese ojo «no ve bien» (normalmente por un defecto de refracción, p. ej., hipermetropía) o no está bien alineado (estrabismo), entre otras causas, y el cerebro prefiere las imágenes del otro ojo, de forma que el niño acaba perdiendo agudeza visual en uno de los ojos por la falta de uso. Si este problema se detecta pronto y se trata antes de los 4 años, la visión final del ojo suele ser excelente. Es por ello que antes de los 4 años es recomendable que el oftalmólogo realice la primera revisión al peque.
- La hipermetropía en niños muy pequeños forma parte del crecimiento y disminuye con el tiempo, por lo que no se corrige si no causa disminución en la agudeza visual, estrabismo, «vista cansada»…
- La miopía, si se presenta, suele hacerlo por encima de los 6-7 años.
- La agudeza visual se desarrolla desde el nacimiento hasta los 7-8 años.

¿Debo consultar antes?
- Hay algunas señales que nos pueden indicar que el peque no ve bien:
  - Estrabismo.
  - El peque no identifica objetos o personas a distancias lejanas.
  - Se acerca mucho a las cosas para verlas.
  - Se tropieza o cae con frecuencia.
  - No tiene interés por la televisión (si la ponéis) o la lectura.
  - Entorna los ojos para ver.
  - Gira o ladea la cabeza para ver mejor algunos objetos.
  - Parpadea a menudo.
  - Le suele lagrimear algún ojo.
  - Se queja de dolor de cabeza por las tardes.
  - Si existen antecedentes familiares de ambliopía, estrabismo, catarata congénita, retinoblastoma, glaucoma infantil, degeneración retiniana, miopía magna, ceguera…, es importante que se lo comuniques a tu pediatra.

HIPERTENSIÓN

- Desde los 3 años, en las revisiones médicas se mide la tensión arterial a los niños.
- Actualmente la evidencia científica que apoya la medición de la tensión arterial (TA) en niños es insuficiente, pero en general la recomendación es hacerla desde los 3 años o antes si existen factores de riesgo (antecedentes de ingreso en UCI neonatal, cardiopatía congénita, nefrouropatía, obesidad, hipertensión intracraneal, trasplantes, enfermedades malignas, fármacos que aumentan la TA, antecedentes familiares de enfermedad renal crónica o HTA...).

HIPERCOLESTEROLEMIA

- En algunos niños se recomienda realizar una analítica para comprobar sus niveles de colesterol:
  - En niños entre 2 y 20 años con antecedentes familiares de enfermedad cardiovascular* prematura (antes de 55 años en hombres o antes de 65 años en mujeres) o colesterol elevado en alguno de los padres (colesterol total mayor o igual a 240 mg/dl).
- Mayores de 2 años con hipertensión, obesidad o diabetes.

CONTROL DE ESFÍNTERES

- Muchos niños a esta edad ya son capaces de controlar esfínteres durante el día, pero otros no lo hacen hasta los 4 años.
- Durante la noche, es normal no controlarlos hasta los 5-6 años (habitualmente retiramos primero el pañal de día y esperamos a que suela despertar seco para retirarlo de noche).

---

* Incluye: infarto, angina de pecho, vasculopatía periférica, enfermedad cerebrovascular, muerte súbita cardiaca, aterosclerosis coronaria demostrada en arteriografía, angioplastia o cirugía de derivación de arteria coronaria.

ESCOLARIZACIÓN

- En esta revisión se resuelven dudas sobre escolarización, se pregunta si el colegio o los padres sospechan un trastorno del aprendizaje o del lenguaje, etc.

Signos de alarma de trastornos de aprendizaje en educación infantil (0-6 años):
- Dificultad para entender órdenes sencillas y preguntas.
- Falta de interés en relatos o cuentos.
- Torpeza en la motricidad gruesa (correr, saltar...).
- Equilibrio pobre.
- Falta de destreza en la manipulación fina (ponerse los zapatos, abrochar un botón...).
- Evita actividades como dibujar, hacer trazos, etc.
- Problemas al memorizar cosas sencillas (algún cuento o canción, días de la semana...).
- Dificultad para recordar las actividades rutinarias.
- Les cuesta entender la noción causa-efecto, contar y secuenciar.
- Dificultades en conceptos básicos como tamaño, forma o color.
- Alta distraibilidad para su edad; le es difícil permanecer en una tarea.
- Hiperactividad o impulsividad excesiva.
- Problemas en la interacción (juega solo).
- Cambios de humor bruscos.
- Se frustra fácilmente.
- Rabietas frecuentes (a cierta edad es normal).
- Repetición constante de ideas, dificultad para cambiar de actividad.

RABIETAS

¿Es normal que empiece a tener rabietas?

- Sí, las rabietas son conductas normales en el desarrollo del niño.
- Más frecuentes entre los 18 meses y los 4 años (sobre todo, 2-3 años), pero pueden aparecer antes.

¿Por qué tiene rabietas?

- Por varios motivos:
  - Siente frustración por un conflicto entre sus deseos y los límites impuestos o no consigue hacer algo... o se ha asustado.
  - Desarrollo del «yo»: entiende que es un individuo distinto, que puede tomar sus decisiones y desea independencia y autonomía.
  - Aún no controla sus emociones a esta edad.
  - Tiene una limitación en el lenguaje que le dificulta expresarse.
  - A los 2-3 años hay una fase de fuerte egocentrismo: todo es para mí, todo es mío, yo quiero.
  - Si tiene sueño, hambre, está cansado o enfermo, las rabietas suelen empeorar.

¿Qué puedo hacer?

- Entender que es una fase normal de su desarrollo y una forma de expresar su angustia, malestar, enfado, miedo...
- Ponerte en su lugar.
- Mantener la calma: si le gritas, castigas o te enfadas, solo lograrás que sea peor.
- Aceptar su emoción: si le dices «No grites» o «No llores», no aceptas que se pueda sentir así.
- Acompañar la emoción: dejar que se exprese y se desahogue como tú también necesitas hacerlo: «Entiendo que estás enfadado porque querías jugar un rato».
- Quedarte a su lado y bajar a su altura.

- Darle espacio; a veces necesita moverse para desahogarse antes de acercarse a ti.
- Cuando creas que es el momento, pregúntale si quiere un abrazo o contacto físico.
- Recordar que no pasa nada por ceder en algunas cosas (p. ej., ibas a ponerle un pantalón rojo, pero no lo quiere rojo). En cambio, no se puede ceder en otras (p. ej., no se juega en el balcón subido a un mueble).
- No es adecuado:
    - Culparlo, avergonzarlo, insultarlo, gritarle, ignorarle.
    - Culparte a ti.

Consejos para intentar prevenirlas:
- Avísale con tiempo: «Un puzle más y a la bañera».
- Si siempre ocurren a la misma hora, anticípate. Prepara lo que puedas necesitar, empieza con algo más de tiempo...
- Ofrécele un par de opciones: ¿te quieres vestir en la habitación o en el comedor? (vestirse no es negociable, pero sí dónde).
- Establece límites claros en casa: es mejor menos (los necesarios), pero constantes (que no cambian) y claros (fáciles de entender para él).
- Si es posible, elige el mejor momento para cada actividad: si está cansado, quizá no es buen momento para ir corriendo a hacer un recado.

¿CUÁNDO CONSULTAR? II

RETIRADA DEL PAÑAL

¿A qué edad se suele retirar el pañal?

- La mayoría dejan el pañal entre los 2-3 años; otros un poco más tarde.
- Algunas asociaciones de pediatría recomiendan esperar al menos hasta los 2 años y medio, sobre todo en niños con estreñimiento (en este caso, consultar).
- Retirar el pañal antes de los 2 años aumenta el riesgo de estreñimiento.

¿Qué indica que puede estar preparado?

- Quiere probar el orinal o WC (a algunos les da miedo, no hay que forzar).
- Llora o está incómodo si el pañal está sucio.
- Se quita el pañal.
- Dice que no quiere el pañal.
- Llora o se enfada si se lo pones.
- Avisa para que le cambies el pañal.
- Avisa antes de hacer pipí/caca o justo cuando empieza a hacer.
- Notas que el pañal está muy seco; solo moja cada 2-3 h. Empieza a controlar la vejiga.
- Busca lugares y posturas para hacer pipí/caca. P. ej., detrás de un mueble... Esto quiere decir que ya reconoce la sensación.
- Y en cuanto a su desarrollo psicomotor:
  - Camina bien sin ayuda.
  - Te imita.
  - Sigue instrucciones sencillas.
  - Sabe quitarse el pañal.
  - Es capaz de subirse y bajarse los pantalones.
  - Buena coordinación de las manos.
  - Lenguaje: dice «pipí» y «caca», y nombra las partes del cuerpo.

¿Cuándo NO es un buen momento para retirarlo?

- Tiene estreñimiento; primero hay que tratarlo.
- No bebe agua o es muy selectivo con la comida; es mucho más probable que entonces aparezca estreñimiento al intentar retirar el pañal. Antes hay que mejorar la dieta.
- Ha ocurrido algún cambio importante en casa: inicio de la escuela, nacimiento de un hermano, separación de los padres, mudanza, etc.
- Está enfermo.

Consejos:

- Usar braguita o calzoncillo que el niño o niña haya elegido (ir juntos de compras).
- Leer cuentos sobre la retirada del pañal.
- Ponerle ropa cómoda, fácil de quitar y poner.
- Explicarle el plan y que te avise si tiene ganas.
- Que en la escuela sigan el mismo plan (ir de la mano).
- Que te vea hacer pipí a ti.
- Sentar a un muñeco de los que hacen pis en su orinal o WC.
- Cuando el pañal lleve 2 h seco, sentarle al orinal (siempre preguntándole primero si quiere).
- Sentarlo en el váter u orinal 5-10 min después de una comida (siempre preguntándole antes); es más probable que haga caca.
- Si hace pipí o caca en el orinal o en el váter, decirle: «Qué bien lo haces», pero no hacer una gran fiesta porque, si después tiene un escape, se agobiará más.
- Escoge fechas en las que estéis tranquilos en casa y sin distracciones (sin familiares en casa, televisión, etc.).
- Les suele gustar que les involucres en la rutina de hacer pipí/caca y limpiar: p. ej., vaciar el orinal en el váter, tirar de la cadena, etc.

RETIRADA DEL PAÑAL

Lenguaje que podemos usar y nos ayudará:

* Desde que son bebés podemos explicarles que llevan pipí o caca en el pañal: «¿Has hecho caca?».
* Alrededor de los 12 meses podemos pasar a preguntar cuando lo estén haciendo: «¿Estás haciendo pipí/caca?».
* En torno a los 2 años, antes de que hagan podemos preguntar: «¿Tienes ganas de hacer pipí/caca?» (normalmente lo notamos por la cara que ponen, por el lugar de la casa donde se colocan, por su postura...).

Si hay un escape....

* Le explicamos que está mojado (para que aprenda a diferenciar entre mojado y seco).
* Le explicamos tranquilos (actitud neutra) dónde se hace pipí/caca.
* Que nos ayude a recoger, limpiar y cambiarse.
* El escape le ayuda a aprender.
* Nunca: reñir, castigar, discutir, enfadarse, agobiarse, avergonzarle («Esto es de bebés»)...

¿Cómo debe ser el orinal?

* Si es posible, lo debe elegir el peque.
* Ha de ser cómodo para su altura.
* Que no se pegue a las nalgas cuando se levanta (se pueden asustar, se puede caer el pipí).
* Colocar el orinal siempre en el mismo lugar de la casa para que sepa dónde ir si tiene pipí, a ser posible en un lugar con temperatura agradable.
* Preguntarle si prefiere orinal o váter con adaptador (si opta por váter, debe tener los pies apoyados).

Tipos de orinal

- Existen orinales con respaldo, en forma de baño, portátiles...
- A algunos niños les da miedo el váter, a otros el orinal... La elección es de cada uno de ellos.
- La altura es importante porque el niño tiene que ser capaz de subir al váter o sentarse en el orinal él solo.

¿Solo puede retirarse el pañal en verano?

- No, el pañal puede retirarse cuando el peque esté preparado.
- Algunos niños no lo están en verano con 2 años, y en invierno dicen que ya no quieren usarlo más.
- La mayoría de las familias lo retiran cuando hace buen tiempo porque los peques llevan menos ropa (es más fácil que se suban y bajen pantalones, etc., ellos solos), si se mojan no es tan difícil cambiarles (y la ropa no pesa tanto), si se mojan no pasan frío (aunque los cambiamos enseguida)...

¿Puedo retirar el pañal también de noche?

- Normalmente se retira primero de día y después de noche y en las siestas, pero algunos niños están preparados para retirarlo totalmente desde el primer día.
- De noche solemos retirarlo cuando el peque empieza a despertarse siempre seco y al levantarse hace pipí en el orinal o en el váter.
- El control de esfínteres nocturno puede tardar algo más de tiempo, aunque se suele conseguir también entre los 2 y los 4 años; si a los 5 años seguís teniendo escapes nocturnos, se recomienda consultar al pediatra (enuresis nocturna).

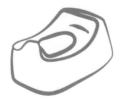

LA ELECCIÓN DE COLEGIO

- Alrededor de los 3 años tiene lugar un acontecimiento muy estresante para la mayoría de las familias: la elección de colegio.
- Algunos peques ya han sido escolarizados (escuela infantil), pero otros empezarán por primera vez ahora.
- ¿Cuándo empezar el colegio?

> - La Academia Americana de Psiquiatría Infantil y Adolescente recomienda el hogar como ambiente ideal para criar a los niños pequeños menores de 3 años (con sus padres y familia).

- Además, explica que, en caso de acudir a la escuela, los bebés y niños menores de 2,5 años necesitan:
  › Más adultos por niño de lo que requieren niños mayores (menos de 5 niños menores de 3 años por adulto).
  › Mucha atención individual.
  › Que la misma persona los cuide durante un periodo de tiempo extenso (sin cambios de tutor).
  › Que quien los cuida juegue y hable con ellos, les sonría, los alabe y disfrute de su compañía.
- A los 3 años algunos niños pueden beneficiarse de la escolarización (no todos están preparados, pero en general hace esta recomendación) y la ratio ideal desde 3 años es de 1 profesor por cada 5 niños, siendo mejor un grupo de 10 con 2 profesores que un grupo de 20 con 4 profesores.
- La Academia también habla de la «adaptación», y dice que, si el niño al principio tiene miedo de este nuevo lugar o ambiente, los padres deben exponerlo gradualmente.
- Cada familia elige en qué momento quiere o necesita escolarizar al peque. La escolarización no es obligatoria hasta los 6 años.

- La siesta en el cole:
  - La mayoría de los niños de 3-4 años necesitan hacer siesta (algunos hasta los 5 años).
  - Que un niño no duerma lo que necesita conlleva problemas de salud y comportamiento.
  - Los niños que duermen lo que necesitan rinden más académicamente, tienen mejor sistema inmune (menos infecciones), menos trastornos de conducta, mejor memoria...
- El pañal en el cole:
  - No se recomienda retirar el pañal si un niño no está preparado.
  - Hay colegios donde se permite que el niño inicie la escolarización con pañal si lo necesita, y en otros se llega a acuerdos con los padres para que puedan empezar con él (a veces precisan informe del pediatra).
- Menú:
  - No deben forzar al niño a comer.
  - Debe ser un menú adaptado a su edad.
- Horario:
  - Lo ideal es que puedan estar en casa con nosotros más tiempo del que están en el colegio (despiertos).
- Cercanía a casa:
  - Es muy importante; los amiguitos estarán más cerca, perderemos menos tiempo en traslados...
- Uniforme:
  - Cada familia debe decidir si le parece adecuado que el peque lo lleve (o que sea diferente para niños y para niñas).

 Mi recomendación personal: visitad muchos colegios, os haréis una idea de lo que queréis y os gusta, y seguro que aprendéis mucho que no esperabais. Hablad con familias que acuden a esos colegios (algunos parecían muy bonitos «sobre el papel» y todas las familias con las que hablamos estaban descontentas...).

«Huyendo del sol».

Los primeros dos veranos de vida de mi hija me los he pasado huyendo del sol, ¡misión casi imposible en Mallorca! Aunque también ha sido muy cómico inventar formas para poder darnos un baño a la sombra en la piscina (sombrilla sujetada por ladrillos y piedras + peque untada y blanca de crema solar) o pasear por un parque (con el paraguas en mano en todo momento). Pero al final lo importante es encontrar tu manera.

Para algunas personas siempre serás una exagerada, y para otras, te quedarás corta. Yo te recomiendo escuchar las recomendaciones de los profesionales de la salud y seguir tu camino. No será mejor ni peor que el de otra familia, será el tuyo.

6.

Prevención

BOTIQUÍN

¿Qué es?

* Un conjunto de medicinas y otros utensilios que sirven para tratar dolencias.

 Es recomendable que sea sencillo y contenga solo lo necesario.

Lo básico que hay que tener siempre en casa

* Termómetro (normalmente digital axilar).
* Bolsa de hielo (para golpes, picaduras...).
* Antiséptico para curar heridas (clorhexidina).
* Suero fisiológico.
* Tiritas, gasas y esparadrapo.
* Medicamento para dolor o fiebre (paracetamol o ibuprofeno).

Para el verano

* Protector solar.
* Suero oral.
* Repelente de insectos.
* Producto para aliviar el picor de las picaduras.
* Fármaco para el mareo (a partir de los 2 años).
* Tarjeta sanitaria o seguro de viaje para todos los miembros de la familia.

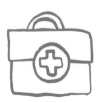
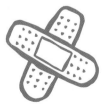

Para tu bebé

- Si tiene alguna enfermedad:
  - Su medicación habitual.
- Si tiene piel atópica:
  - Sus cremas y/o medicaciones.
- Si reacciona de forma exagerada a picaduras:
  - Medicación que suele necesitar (antihistamínicos, corticoides, crema antibiótica, etc.).
- Si sufre reacciones alérgicas graves:
  - Autoinyector de adrenalina, antihistamínico, corticoide, etc.

¡ATENCIÓN!
- Guarda el botiquín fuera del alcance de los niños.
- Cada cierto tiempo, revisa la fecha de caducidad de los medicamentos.
- No guardes «lo que te ha sobrado» de los tratamientos.

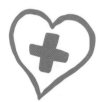

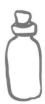

ACCIDENTES I

- Son la primera causa de muerte en la infancia desde el primer año de vida en los países desarrollados.
- Las lesiones más frecuentes en niños son los traumatismos, le siguen a distancia las intoxicaciones, quemaduras y otros como mordeduras, picaduras, ahogamientos...

CAÍDAS Y GOLPES

- Son las lesiones más frecuentes en niños.
- La mayoría no tiene consecuencias físicas.
- Son la tercera causa de muerte por lesión no intencionada en la Unión Europea en menores de 19 años.
- Pueden ser especialmente graves los golpes en la cabeza al caer de diferentes alturas.

¿Qué puedo hacer en casa?
- Coloca protectores en las puertas, enchufes y vallas en las escaleras.
- Instala cierres de seguridad en las ventanas o dispositivos de limitación de apertura.
- Retira los muebles que tengan puntas o bordes duros de las habitaciones donde juega el bebé (o cúbrelos con protectores).
- No dejes escaleras, sillas, sofás, mesas o taburetes donde se pueda subir tu bebé cerca de balcones o ventanas.
- Si pasea en la sillita de paseo, debe ir bien sujeto.
- No dejes a un bebé solo sobre el cambiador, tu cama o un sofá.
- Cuando cocines, no dejes cuchillos en el borde de la encimera o la mesa.
- Los muebles que puedan ser volcados deben asegurarse a las paredes (especial cuidado con los objetos que pueden volcar, como la TV).

- Cuna:
  - Homologada.
  - Barrotes:
    › Altura suficiente para que el bebé no pueda caerse de la cuna si se pone de pie.
    › Separación entre ellos inferior a 15 cm para que no quepa su cabeza.
    › Entre el colchón y la cuna no deben quedar espacios.

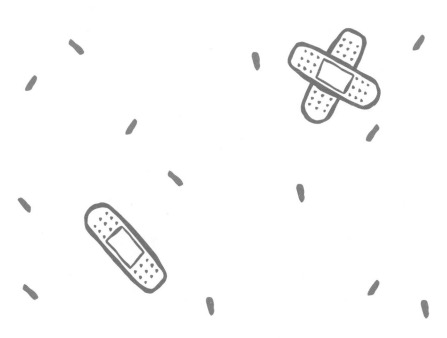

ACCIDENTES II

CURA DE HERIDAS

- **Pequeñas heridas**
  - Lávate las manos con agua y jabón.
  - Lava la herida con mucha agua, después limpia con jabón suave y aclara de nuevo con abundante agua.
  - Seca la herida con gasas o compresas estériles.
    - › Si es un rasguño o herida pequeña, coloca una tirita o gasa estéril (si es muy pequeña y el peque no llega a tocarla o no está en un lugar de roce, puedes dejarla al aire).
    - › Si es una herida mayor, aplica solución antiséptica (clorhexidina) y después cubre la herida con tirita o gasa estéril.
  - Examina la herida cada día; si se moja la gasa, cámbiala.
  - Cuando cicatrice y veamos costra, no hará falta cubrirla.
- **Heridas grandes o que sangran**
  - Lava la herida con agua, así verás mejor sus bordes y tamaño.
  - Eleva la zona que sangra por encima de la línea del corazón.
  - Aplica una gasa estéril o un paño limpio y presiona de forma uniforme sobre la herida 5 min con la palma de la mano (no hagas un torniquete).
  - Durante esos 5 min no revises la herida ni retires la presión.
  - Si la sangre empapa la gasa, no la retires, añade otra gasa más encima y sigue presionando.
  - Si continúa sangrando, consulta.
- **Si tiene dolor**
  - Paracetamol o ibuprofeno.
- **Evitar**
  - Algodón o pañuelos de papel.
  - Yodo (povidona yodada; betadine), agua oxigenada, alcohol, derivados mercuriales como mercromina.
  - Extraer objetos clavados.
  - Aplicar pomadas sin indicación médica.

- **Consulta si**
  - Crees que necesita sutura.
  - Los bordes de la herida están muy separados.
  - Es larga (más de 1 cm) o parece profunda.
  - El peque tiene mucho dolor o tiene dolor y después de administrar analgesia el dolor no cede.
  - Después de 5 min de presión el sangrado continúa o la herida vuelve a sangrar con frecuencia.
  - Hay algo dentro de la herida (no retirarlo nosotros) o no podemos limpiarla bien (queda polvo, suciedad...).
  - Es grande o está localizada en cara, cuello, manos o dedos.
  - La herida está causada por:
    › Mordedura (animal o humana).
    › Quemadura.
    › Accidente eléctrico.
    › Mecanismo de alta energía (un golpe importante).
    › Perforación (clavo).
    › Objeto sucio (clavo, alambre...): revisaremos vacunación antitetánica.
  - Signos de infección (roja, caliente, sale pus, el niño tiene fiebre, escalofríos...).
  - Se ha separado una parte del cuerpo (un trozo de dedo).
- Protege las cicatrices del sol al menos durante 6-12 meses para que no quede una mancha en la piel (evitando la exposición solar en esa zona o usando tiritas o crema de protección solar).

ANDADOR, TACATÁ O TACATACA

- Aumenta el peligro de:
  - Caídas especialmente por escaleras.
  - Intoxicaciones.
  - Golpes contra objetos derribados por el niño.
  - Quemaduras (al poder alcanzar líquidos calientes o tocar superficies como hornos, radiadores...).
  - Ahogamientos.

ACCIDENTES III

ATRAGANTAMIENTO

• ¿Qué es?
  - La obstrucción total o parcial de la vía aérea por la entrada de un alimento u objeto en la vía respiratoria.
• La asfixia por atragantamiento supone el 40 % de las muertes por accidente en menores de 1 año (la causa más frecuente de muerte por accidente a esta edad) y la segunda causa de muerte en casa en niños de 1 a 3 años.
• Ocurre sobre todo en menores de 5 años, pero el pico de incidencia (cuando más casos hay) es entre el año y los 2 años.
• ¿Cómo evitarlo?
  - Adapta los alimentos que ofreces al bebé.
  - No dejes objetos pequeños o globos (ni trozos de globos) al alcance del niño (los globos son los objetos que más muertes producen por atragantamiento).
  - Revisa la edad recomendada de los juguetes.
  - Enséñale a no reír ni correr mientras come.
  - No des de comer al bebé en una hamaca, sillita de paseo, silla del coche... ni en ningún lugar donde esté acostado o semiacostado o no pueda tener el tronco erguido.

> Es recomendable que las familias tengan conocimientos en primeros auxilios.

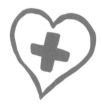

- ¿Es conveniente tener en casa dispositivos contra atragantamiento?
  - En los últimos años se han comercializado unos dispositivos que se colocan en la boca del niño y aspiran.
  - Actualmente no recomendamos su uso ante la falta de evidencia científica que avale su efectividad; además, se han detectado altas presiones de succión que podrían ser dañinas para la vía aérea de un niño.
  - De momento se recomienda realizar las maniobras de desobstrucción de vía aérea en caso de atragantamiento.

ESTRANGULACIÓN Y ASFIXIA

- Los envoltorios y bolsas de plástico forman un sello hermético si se colocan sobre la boca y la nariz del bebé y puede asfixiarse.
- Pueden ser peligrosos los cordeles de cortinas y persianas.
- Evita los sujetachupetes.
- Evita el collar de ámbar «para el dolor de dientes».
- No dejes cables sueltos ni permitas que los niños jueguen con cables.

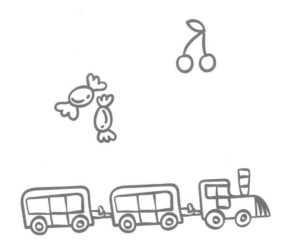

INGESTIÓN DE CUERPO EXTRAÑO

- Los más frecuentes son las monedas y espinas de pescado, pero también juguetes, joyas, imanes, botones...
- El 75 % de las veces ocurre en menores de 5 años.
- La mayoría de ellos son eliminados espontáneamente (no hay que sacarlos), pero ante la sospecha de ingestión de algún objeto, hay que consultar a urgencias.
- Los niños no suelen presentar síntomas, aunque a veces babean, tienen náuseas o vómitos, estridor (ruido agudo al coger aire), sangre en la saliva, dolor o irritabilidad. Si hace tiempo que han tragado un objeto, pueden tener fiebre, rechazar la comida, perder peso, etc.
- Si crees que tu peque se ha tragado algún objeto, acude a urgencias.

ACCIDENTES DE TRÁFICO

- La mayoría de los sistemas de seguridad en el coche no están pensados para usarse en niños, por eso deben llevar siempre un sistema de retención infantil adecuado a su estatura y peso.
- Usar asientos de seguridad (sistema de retención infantil) en el automóvil reduce en un 70 % las lesiones graves.
- Los niños deben viajar en el coche a contramarcha el mayor tiempo posible.
- Nunca dejes al peque solo en el coche, ni porque se haya dormido y no quieras despertarle: podría morir por exceso de calor, ya que la temperatura puede alcanzar niveles mortales en minutos.
- Los niños deben ir sentados en los asientos de atrás.

  Excepto si estos están ocupados por otros niños. Si viaja en el asiento del copiloto en una silla homologada, desconecta el airbag.

- El 75 % de las muertes infantiles y el 90 % de los daños graves se podrían haber evitado si los peques hubieran viajado correctamente en el coche.

Hasta 135 cm de altura, es obligatorio viajar con un sistema de retención infantil adaptado a su peso y talla, aunque es recomendable que lo usen hasta al menos los 150 cm de altura.

- **¿Por qué se recomienda que un niño viaje a contramarcha?**
  - En un choque frontal (el más común y grave) o frontolateral, el cuerpo es sujetado por el arnés y la cabeza es proyectada hacia delante con fuerza, generando mucha tensión en el cuello, columna y órganos internos.
  - Si un niño viaja a contramarcha, estas fuerzas quedan repartidas de forma más uniforme por todo su cuerpo y el respaldo del asiento.
  - ¿Hasta cuándo debe ir así?

Aunque en España la ley obliga a hacerlo hasta al menos los 15 m, la recomendación es llevarlos así el máximo tiempo posible.

  - ¿En qué lugar es mejor colocar la silla del bebé?
    › En el asiento trasero central, para protegerlo de un golpe lateral (siempre que el coche disponga de un asiento central con cinturón de seguridad de 3 puntos), aunque la mayoría de los coches no disponen de ese asiento central completo.
    › En caso de no disponer de asiento central, existe controversia sobre qué asiento es mejor, aunque suele recomendarse el trasero derecho (detrás del copiloto).

QUEMADURAS

- En la cocina y en el baño es donde suelen producirse más quemaduras, aunque también pueden producirse por el uso de estufas y calentadores.
- Recomendaciones para evitar quemaduras:
  - Mientras cocinas, no dejes que juegue a tu alrededor en la cocina.
  - No dejes tazas de café, agua caliente, etc., en el borde de la mesa.
  - Dirige el asa de la sartén, olla, etc., hacia la pared de la cocina y no hacia el borde de la encimera.
  - No dejes bebidas o alimentos calientes cerca del bebé.
  - No circules en casa con líquidos calientes.
  - No permitas que juegue, gatee o camine cerca de estufas, calentadores de pared u otros electrodomésticos calientes.
  - Mantén al peque alejado mientras planchas.
  - Coloca barreras delante de estufas o chimeneas.
  - En la mesa, evita que el niño pueda tirar del mantel.
  - No dejes al alcance de los niños mecheros o cerillas.
  - Comprueba la temperatura del baño con tu mano y un termómetro antes de meter al bebé.
  - Mantén los aparatos electrónicos alejados de la bañera.
  - Evita la exposición directa al sol, especialmente en los menores de 1 año. Ver página 286 protección solar.
  - Tapa o coloca enchufes de seguridad en las tomas de corriente.
- Si se quema...
  - Aplica agua fría unos minutos.
  - Cubre la zona quemada con una gasa estéril o un paño limpio.
  - Acude a urgencias o avisa al servicio de emergencias (112).

INTOXICACIONES

- Máxima incidencia entre 1 y 3 años.

Medicamentos

- La causa más frecuente de intoxicación infantil son los medicamentos.

- A pesar de la introducción de tapones de seguridad, la ingesta accidental de paracetamol constituye la causa de intoxicación pediátrica no voluntaria más frecuente.

Se recomienda:
- Guardar los medicamentos en su envase original.
- Guardarlos bajo llave o en armarios con cierre de seguridad.
- Revisar el prospecto y asegurarse de que la dosis es la adecuada.
- No hablar de la medicina como «dulce» o «chuche».
- Desechar la medicación sobrante.
- A ser posible, no tomar medicamentos delante de los hijos.

Productos del hogar
- Los productos del hogar son la segunda causa de intoxicación pediátrica.
- Muchas familias guardan estos productos debajo del fregadero o en armarios donde los niños pueden acceder.

Se recomienda:
- Guardar estos productos después de usarlos y nunca dejarlos a la vista de los niños.
- No guardar estos productos en envases diferentes del original (sobre todo en botellas de agua).
- Comprar productos con tapón de seguridad.

- ¿Qué hago si creo que ha bebido algún producto de limpieza?
  - Retirar la ropa que esté manchada con el producto tóxico.
  - Si ha estado en contacto con ojos o piel: lavar con abundante agua.
  - Llamar al Instituto Nacional de Toxicología (91 562 04 20) o al servicio de emergencias (112).
  - Acudir a urgencias si así te lo indican, si tu peque tiene algún síntoma o si tienes dudas.

ACCIDENTES VI

INTOXICACIONES

> NO dar agua ni leche al niño (según los componentes del tóxico esta recomendación puede variar, así que primero hay que consultar).

- No provocar el vómito.
- Si acudes a urgencias, lleva contigo el producto que sospechas que ha tomado.

Monóxido de carbono

> Para evitar esta intoxicación se recomienda:
> • Mantener en buen estado estufas, chimeneas e instalaciones de gas.
> • Ventilar bien las habitaciones donde estén estos aparatos.

AHOGAMIENTOS

• ¿Se puede ahogar un peque en casa?
  - Sí, 2 cm de agua son suficientes para que un bebé pueda ahogarse así que:
    › Nunca lo dejes solo en el bañito.
    › No dejes la bañera, piscinita o cubo de fregar lleno de agua.
    › Baja la tapa del inodoro.
    › No le dejes solo en el cuarto de baño.
    › Vigila siempre a un niño que esté dentro o alrededor del agua.
• Piscinas:
  - Vallar completamente el perímetro de la piscina ha demostrado reducir en un 95 % las muertes por ahogamiento en menores de 5 años.

- ¿Puede usar manguitos o flotador?

> No se recomienda que los niños usen manguitos o flotadores como dispositivos de seguridad porque NO son seguros (proporcionan una sensación de falsa seguridad = nos relajamos porque pensamos que están seguros y vigilamos menos al peque si los lleva, inconscientemente).

  • Letra pequeña: en clases de natación a veces se usan dispositivos para enseñarles a nadar. No pretenden ser seguros (estamos nadando con ellos a su lado), sino enseñarles a nadar...

- ¿Hay algo que sí sea seguro y pueda usar?
  > Sí, chalecos de piscina para niños o salvavidas en embarcaciones o deportes acuáticos (deben cumplir la normativa vigente y llevar un arnés entre sus piernas).
  > También son seguros nuestros brazos.
- ¿Alguna recomendación si vamos a nadar?
  > Bebé pequeño:
    • Tenlo en brazos o usa un chaleco de piscina.
    • Si usas chaleco y no está encima de ti porque quieres que flote (le enseñas a nadar), quédate cerca de él, al alcance de un brazo.
    • Empezar clases de natación entre 1 y 4 años disminuye la tasa de ahogamientos.

- El sol posee muchos beneficios para la salud, pero demasiado sol puede ser perjudicial.
- Las radiaciones solares producen:
  - Quemaduras.
  - Envejecimiento cutáneo.
  - Desarrollo de cataratas oculares.
  - Cáncer de piel.
- Los menores de 3 años son los más sensibles a los efectos nocivos de las radiaciones solares.

A todas las edades, se recomienda:

- Evitar el sol en las horas centrales del día (en verano, de 11 a 16 h).
- No exponer directamente al sol a menores de 3 años, pero sobre todo el primer año.
- En verano o en días soleados de primavera, otoño..., buscar las sombras y usar ropa y gorro con UPF; mejor si es UPF 50.
- Gafas de sol categoría 3-4.
- Crema solar a partir de los 6 meses.
- De 0 a 6 meses:
  - Evitar el sol directo y buscar las sombras; los bebés pueden quemarse incluso a la sombra y tienen riesgo de deshidratación.
  - Usar ropa y gorro con UPF.
  - No se recomienda usar crema solar, pero si no es posible evitar el sol, puedes usar una pequeña cantidad en zonas determinadas y después lavar.
  - Evitar lugares con arena, agua o paredes muy blancas: reflejan los rayos UV.

¿Qué crema uso?

- De 6 meses a 3 años:
  - Crema con filtro mineral o físico:

> Son cremas que especifican la palabra «mineral».

> No se absorben, reflejan los rayos del sol.

> Protegen frente a UVB y UVA.

> Son más difíciles de extender y dejan la piel más blanca.

- Con SPF (factor de protección solar) más alto posible (50).

- Resistentes al agua, sudor o frotamiento.

• ¿Cuándo la aplico?

- 15-30 min antes de la exposición solar.

- Cada 2 h o cada vez que se bañe, sude o se seque.

• ¿Cuánta crema?

- En niños se recomienda aplicar «en cantidad».

- Por cada 1 cm^2 de piel, se debe aplicar 2 mg de crema (es mucha).

- Solo en la cara deberíamos aplicar 2 dedos enteros de crema.

¿Qué gafas de sol?

• De categoría 3 o 4.

• De la talla adecuada; que se adapten bien.

• Materiales resistentes y flexibles: TR90 o nailon.

• Ligeras (que no pesen) y seguras (que no puedan pellizcar, etc.).

• Homologadas.

• Es recomendable comprarlas en ópticas.

• ¿Desde cuándo podemos usarlas?

- Desde el nacimiento, aunque los menores de 6 meses no deberían necesitarlas porque no van a estar expuestos al sol.

- A cierta edad, es difícil que las lleven puestas; hay que dar ejemplo.

• ¿Deben llevar gafas de sol?

- Los ojos de los bebés son más vulnerables a los rayos UV.

- Las radiaciones UV A y B pueden afectar a la córnea y dañar la retina.

- Los niños al estar mucho al aire libre reciben más radiación solar.

- La gorra no protege de la parte de la radiación que se refleja en el suelo, la arena, la nieve o el agua.

ANTIMOSQUITOS

A todas las edades

- Usar manga larga.
- Ropa de colores parecidos a la piel: beis, amarillo claro... Los colores oscuros atraen los mosquitos: azul marino, negro y los colores chillones.
- Uso de mosquitera en ventanas y alrededor de la cuna.
- Evitar paseos cerca del agua: mar, estanques, charcos... al amanecer y anochecer.
- No usar perfumes.
- El repelente de insectos más eficaz es el DEET, pero en España no se recomienda usar hasta los 2 años por riesgo de efectos secundarios graves en caso de sobredosificación o ingestión accidental.

De 0 a 2 meses

- No ponerle repelente; aplicar DEET en silla/coche de paseo, cabezal de la cama, etc.
- Podemos usar mosquiteras.

De 2 a 12 meses

- Aplicar repelente de aceites botánicos: citronela, etc. La edad a partir de la que puede usarse depende de la marca o fabricante.
  - Son de duración corta: 20 min de efecto; aplicar con frecuencia.
- Si se viaja a una zona tropical, se recomienda el uso de repelentes compuestos por DEET en concentración de 10-30 %.

Desde los 12 meses

- Repelentes con IR3535 al 10 %.
- Duración aproximada de 6 h.

Desde los 24 meses

- Repelentes con DEET 10-30 %, IR3535 o Picaridin.
- El DEET es el repelente más eficaz:
  - Se debe usar a una concentración del 10-30 % en niños.
  - Su efecto dura 4-6 h.

- Picaridin o Icaridina:
  - Eficacia similar al DEET, pero dura menos.
  - Concentración 10-20 %.

Desde los 3 años
- Repelentes con PMD, DEET 10-30 %, IR3535 o Picaridin.
- PMD O Citriodiol:
  - Menos efectivo que DEET.
  - Dura 4-6 h.

¿Cómo aplicar el repelente?
- Lo aplica el adulto (padres): primero en la mano y después se extiende en la piel del bebé.
- Evitar la zona de los ojos, boca y manos porque se las chupan.
- No aplicar sobre heridas, zonas de eccema...
- En las zonas cubiertas por la ropa no es necesario.
- Después ducha: hay que limpiar con agua y jabón las zonas donde lo hemos aplicado.
- Evitar los productos que asocian crema solar y antimosquitos.

¿QUÉ HAGO SI LE PICA UN MOSQUITO?
- Limpiar la zona con agua y jabón.
- Cortarle las uñas para que no pueda arañarse si se rasca.
- Mantener las manos del bebé limpias para que sea menos probable que se infecte la picadura si se rasca.
- Aplicar frío local no directo y de manera intermitente: hielo envuelto en un trapo o bolsa (antiinflamatorio).
- Si tiene picor:
  - A partir de los 2 años, productos de amoníaco en barra.
  - Calamina tópica.
- Si hay inflamación importante, el pediatra receta antihistamínicos o corticoides.
- Consulta si:
  - Hay reacción local intensa.
  - Se infecta.
  - Hay reacción alérgica.

- La mayoría de los adultos, en la infancia, comió galletas maría desde los 4 meses (inicio alimentación complementaria) y creció desayunando cereales azucarados y zumito de naranja natural como si fuera algo saludable.
- **¿Pero realmente es saludable?**
  - No; es más, puede ser perjudicial.

> - La OMS recomienda la ingesta de 0 g de azúcar en niños de 0 a 2 años y la ingesta baja de azúcares a lo largo de toda la vida (menos del 5 % de la ingesta calórica total).

- **¿Y es tan malo si a mí me lo dieron?**
  - Tomar más azúcar del recomendado diariamente aumenta el riesgo de muchas enfermedades:
    › Diabetes.
    › Caries.
    › Enfermedad cardiovascular.
    › Obesidad y sobrepeso.
    › Todas estas enfermedades, a su vez, se relacionan con otras (p. ej., la obesidad con algunos tipos de cáncer).
  - ¿Y en los niños?
    › Hiperactividad.
    › Dolor abdominal, gases, diarrea, alteración de la flora intestinal.
    › Sensación de saciedad.
    › Alteración del gusto.

- **¿Qué lleva azúcar?**
  - Todos tenemos en mente las bebidas azucaradas (refrescos o bebidas energéticas), gominolas, galletas, dónuts, caramelos, kétchup...
  - Pero hay muchas más cosas:
    › Cereales hidrolizados para bebés.
    › Potitos para bebés.
    › Fruta bebible para bebés.
    › Infusiones «para que el bebé duerma».
    › Zumos (tanto naturales como industriales).
    › Yogures de sabores.
    › Leches vegetales (muchas).
    › Cereales del desayuno.
    › Briks de leche con chocolate o vainilla.
- **¿Hay azúcar bueno y azúcar malo?**
  - Sí, por supuesto.
  - El azúcar saludable es el intrínseco al alimento, p. ej., fructosa de la fruta o la lactosa de la leche.

Hay una excepción de azúcar intrínseco que es perjudicial y es el azúcar presente en la miel, jarabes, zumos y concentrados de frutas (también en los zumos naturales).

  - No es saludable el azúcar añadido por el fabricante, el cocinero o el consumidor.
  - Distintos nombres que recibe el azúcar:
    › Panela, caramelo, melaza, miel, azúcar de...
    › Jarabe/sirope/néctar de...
    › Dextrosa, fructosa, maltosa, sacarosa, sucrosa, glucosa...
    › Zumo o concentrado de fruta
    › Maltodextrina, dextrinado, hidrolizado... (en los cereales «para bebés»).

- **¿Puedo usar edulcorantes?**
  - Los edulcorantes son aditivos alimentarios que proporcionan un sabor dulce y no suelen aportar calorías (p. ej., sorbitol, aspartamo..).
  - No se recomiendan en menores de 3 años y después solo si no existen alternativas más saludables (mejor añadir un plátano para endulzar).
- **¿Cómo leo la etiqueta para saber si lleva azúcar?**
  - Lista de ingredientes: el primero que aparece es el que el producto lleva en mayor cantidad.
  - Tabla de información nutricional: especifica cuántos azúcares lleva el producto en cada 100 g.

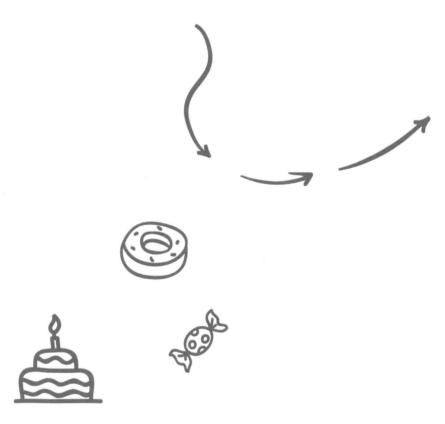

Clasificación de los azúcares según la Organización Mundial de la Salud

Tipo	azúcares añadidos		azúcares intrínsecos	
Ejemplos	sacarosa fructosa dextrosa jarabe de glucosa azúcar moreno etc.	miel zumo de frutas	frutas enteras verduras leche etc.
Denominación	azúcares libres		resto de azúcares intrínsecos de los alimentos	
Recomendaciones de consumo	reducir su consumo a menos del 10% de la ingesta calórica total. Una reducción por debajo del 5% de la ingesta calórica total produciría beneficios adicionales para la salud. (Aprox. menos de 6 terrones al día)		Consumo libre siguiendo una dieta equilibrada	

PANTALLAS

- Estamos rodeados de pantallas y, desde hace años, nos preguntamos cómo afectan a nuestros hijos.
- Hoy tenemos más información que hace unos años y sabemos que pueden ser perjudiciales para niños o mayores que hagan un mal uso de ellas.
- Se deben evitar a cualquier edad las pantallas en ciertos momentos del día. P. ej., mientras comemos, tiempo de estudio, hora de dormir. También hay que evitar tener televisión u otros dispositivos en la habitación.
- Es importante dar ejemplo.

¿Qué se considera pantalla?

- Televisión.
- Tableta.
- Móvil.

- Ordenadores.
- Juguetes o juegos con pantalla como videojuegos.

Recomendaciones de 0 a 24 meses

- La AEP recomienda cero pantallas hasta al menos los 2 años, incluso algunos estudios hasta los 3.
- Se desaconsejan, excepto videollamadas (si son breves y de interacción con conocidos) si se le explica al niño con quién hemos hablado, qué ha dicho, etc.

Consecuencias del uso de pantallas

- Retraso del lenguaje, incluso en familias que ponen la TV de fondo, pues se conversa menos (menos vocabulario y menos interacción).
- Alteraciones en la esfera emocional y social, por el visionado de imágenes con un contenido inapropiado, violento o inseguro (a los niños les cuesta discriminar la realidad de la ficción).
- Menor dedicación al deporte, lectura y relaciones intrafamiliares.
- Disminución en cantidad y calidad del sueño.
- Alteraciones en la atención: el riesgo de TDAH se multiplica por 8 en niños que usan más de 2 h al día una pantalla.
- Alteraciones del aprendizaje.
- Agresividad y mayor riesgo de depresión.
- Sedentarismo y obesidad.
- Posible quebrantamiento de la privacidad.
- Visión borrosa, lagrimeo, sensación de arenilla, sequedad ocular, fotofobia, visión doble...
- Aumento del riesgo de miopía, ojo seco, dolor ocular y de cabeza.

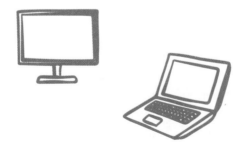

PREGUNTAS FRECUENTES

- *¿Qué síntomas suelen presentar los niños con COVID-19?*
  - La mayoría de los casos son asintomáticos.
  - Mucosidad.
  - Estornudos.
  - Tos.
  - Fiebre.
  - Cansancio.
  - Dolor de garganta.
  - Dolor de cabeza.
  - Dolores musculares.
  - Nauseas o vómitos.
  - Diarrea.
  - Pérdida de olfato o gusto.
  - Apetito reducido o disminución de ingesta.
  - Dolor abdominal.
  - Dificultad para respirar.
  - Exantemas en la piel.

- *Si la mayoría de los niños son asintomáticos, ¿cómo sabemos cuántos hay contagiados?*
  - A día de hoy no se conoce con exactitud qué porcentaje de infecciones corresponden a niños.

- *¿La COVID-19 es grave en niños?*
  - Menos del 1 % de los niños y adolescentes precisa hospitalización.
    - › Y de estos, un 20 % ingresan en UCIP.
  - Síndrome inflamatorio multisistémico pediátrico:
    - › Lo padecen 20 de cada 100.000 niños con COVID-19.
    - › Se produce una inflamación de algunos órganos y tejidos (como corazón, pulmones, vasos sanguíneos…).
    - › Síntomas: fiebre persistente, hipotensión, vómitos y/o diarreas, erupción en la piel, miocarditis, conjuntivitis, dolor de cabeza,

confusión, respiración rápida y/o laboriosa, inflamación de los ganglios, shock...
- La mortalidad en países de renta alta es escasa:
  › 0-0,34 por 100.000 niños vivos.
  › Menos de 2 por 100.000 infectados.

• *¿Cuáles son los niños más susceptibles de ser casos graves?*
  - Niños con enfermedades crónicas: neurológicas, metabólicas, cardiacas o cardiovasculares, inmunosupresión, obesidad, diabetes, asma...
  - Lactantes menores de 1 año.
  - Recién nacidos prematuros.

• *Mi hijo ha dado positivo, pero es menor de 2 años, ¿tengo que aislarme de él?*
  - Siempre hay que valorar cada caso de forma individual:
    › Si un adulto pertenece a un grupo vulnerable, la situación se debe valorar de forma particular, sobre todo si otro adulto con el que el bebé está vinculado puede cuidarlo.
    › Cada familia toma la decisión en función de sus posibilidades y necesidades, pero:
      • Un niño de esta edad no es autónomo y requiere cuidados diarios y a veces constantes, así que es imposible aislarnos.
      • Sí se recomienda que los adultos usen mascarillas, que se ventilen las habitaciones de la casa, se proceda al lavado de manos después de estar en contacto...

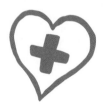

COVID-19 Y NIÑOS II

PREGUNTAS FRECUENTES

- *Yo he dado positivo y mi bebé toma pecho, ¿tengo que aislarme de él? ¿Puedo seguir dándole el pecho?*
  - Se recomienda continuar con la LM en caso de infección de la madre por COVID-19, tomando ciertas precauciones:
    › Uso de mascarilla.
    › Ventilar las habitaciones.
    › Lavado de manos previo a alimentar al bebé.
  - La LM tiene anticuerpos que protegen al bebé de la infección.
  - Además, es muy probable que cuando mamá empiece con síntomas, en los días previos, ya haya contagiado al bebé.
  - Si es posible, durante los días de enfermedad de la madre, otra persona sana debería ayudar con el cuidado del bebé para que mamá pueda tener momentos de descanso y recuperación.
  - Un bebé necesita a mamá (o a la persona con la que está vinculado) y cuidados constantes, así que es imposible aislarse totalmente de él, pero cada familia toma la decisión.
  - Siempre hay que valorar cada caso de forma individual y consultar con el pediatra.

- *¿Puede transmitirse la enfermedad a través de la LM?*
  - No, no se ha detectado SARS-CoV-2 viable ni transmisible en LM.
  - Sí se han detectado anticuerpos contra SARS-CoV-2 en mamás positivas.

- *Mi hijo es positivo, ¿puedo seguir dándole el pecho?*
  - Sí, también se recomienda seguir amamantando en este caso.
  - Por un lado, es muy probable que también estés contagiada y que tu leche tenga anticuerpos frente a la COVID-19.
  - Por otro lado, la LM es el alimento más idóneo para un bebé y un aporte lácteo nutricionalmente excelente para un niño pequeño.

- *¿Puedo vacunarme si doy el pecho?*
  - Sí, por supuesto.
  - Las semanas siguientes a la vacunación tu bebé recibirá a través de tu leche anticuerpos (sobre todo IgA e IgG) contra SARS-CoV-2.

- *¿Habrá vacuna para los menores de 5 años?*
  - Actualmente se están desarrollando estudios con una vacuna para bebés desde 6 meses, en los próximos meses se conocerán los resultados.

> **¡ATENCIÓN!**
> Cada día se conoce nueva información sobre la COVID-19, así que esta información está sujeta a posibles actualizaciones. La aparición de una nueva variante más contagiosa o que produzca casos más graves podría hacer que las respuestas anteriores cambiaran.

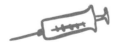

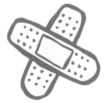

«De no saber qué hacer ahora».

Pues sí. Con un bebé a veces el tiempo no pasa y también sucede que, en ocasiones, has jugado a 5 juegos diferentes y solo ha transcurrido una hora. En ese momento te preguntas por qué las abuelas del parque te dicen «Disfrútalo, porque pasa rápido» cuando a ti te parece que las agujas del reloj no avanzan... Pero ya verás que, poco a poco, el tiempo empezará a ir muy muy rápido.

Es normal no saber siempre a qué jugar y, a veces, aburrirse. No eres peor madre o padre por eso. En algunos momentos hay que elegir algo que nos divierta a nosotros, que también lo necesitamos.

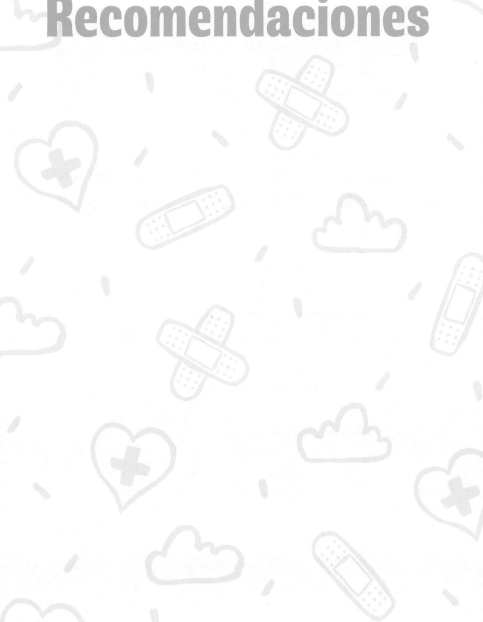

7.

Recomendaciones

CUENTOS POR EDADES I

0-2 MESES
- Puedes leerle a tu bebé cualquier libro; tu voz le relaja.

A PARTIR DE LOS 2 MESES
- Libros de tela:
  - *Cucamona*, Kenny Rettore, Combel (2016).
  - *Rojo, negro y blanco*, Kenny Rettore, Combel (2015).
- Libros para el baño:
  - *¡Plis, plas!* y *¡Glup, glup!*, VV. AA., SM (2018).
  - *Números* y *Colores*, Jordi Busquets, Susaeta (2017).

A PARTIR DE LOS 6 MESES
- *¿Dónde está el señor Pingüino?*, Ingela P. Arrhenius, Timun Mas (2020).
- *La pequeña oruga glotona* (con títere dedo), Eric Carle, Kókinos (2010).
- Libros de texturas:
  - *Pequeño conejito*, VV. AA., Timun Mas (2009).
  - *Juega-libro* de la colección Toca, toca, VV. AA, Combel (2019).
  - *El bebé toca y descubre*, Fiona Watt, Usborne (2010).
- *Si yo fuera un león*, Isabel Pin, Lóguez (2020).
- *Así suena la selva* y *Así suena la noche*, Sam Taplin, Usborne (2017).
- Cuentos-poema que pueden cantarse:
  - *Luna* y *Cocodrilo*, de la colección «De la cuna a la luna», Kalandraka (2020).
- *Tras-tras*, Mar Benegas, Combel (2019).

A PARTIR DE LOS 12 MESES

- *El pollo Pepe*, Nick Denchfield, SM (2009).

- *Mis primeras 100 palabras*, VV. AA., Beascoa (2021).

- Libros con solapas y pestañas:
  - *Todos bostezan*, Anita Bijsterbosch, Combel (2015).
  - *Cucú-tras de animales del mar*, Francesca Ferri, SM (2013).

- Libro con lengüetas:
  - *El pequeño libro de las frutas*, Nathalie Choux, Timun Mas (2016).
  - *Buenas noches*, Meritxell Martí, Combel (2017).
  - *Buenas noches, Pepe y Mila*, Yayo Kawamura, SM (2014).
  - *Osito Tito. Un día en la granja*, Benji Davies, Timun Mas (2016).

- Libros con música:
  - *Paco y la orquesta*, Magali Le Huche, Timun Mas (2017).
  - *¡Tam, tam! Ritmo en la selva*, Guido van Genechten, Edelvives (2019).
  - *Mi primer Mozart*, Séverine Cordier, Timun Mas (2016).

- Interactivo
  - *Pupas y tiritas*, Mühle Jörg, Harpercollins (2019).
  - *Cosquillas y a la cama*, Mühle Jörg, Harpercollins (2019).

CUENTOS POR EDADES II

A PARTIR DE LOS 18 MESES

- Sobre el chupete:
    - *¡Adiós, chupete!*, Alice Le Hénand, Edelvives (2016).
    - *Edu ya no necesita el chupete*, Linne Bie, Juventud (2010).
    - *El libro dejachupetes*, Vanesa Pérez-Sauquillo, Beascoa (2017).

- Sobre los hermanos:
    - *Espero un hermanito*, Marianne Vilcoq, Corimbo (2000).

- Sobre hábitos y rutinas:
    - *Hábitos y rutinas. Mis primeras imágenes,* Nowordbooks (2019).
    - *Las manos no son para pegar / Hands Are Not For Hitting* (bilingüe), Martine Agassi, Free Spirit Publishing Inc. (2017).

- Libro con solapas:
    - *Veo, veo. ¿A quién ves?*, Guido Van Genechten, Edelvives (2011).

- *Juego de dedos*, Hervé Tullet, Kókinos (2007).

- *Adivina cuánto te quiero*, Sam McBratney, Kókinos (1988).

- *Los olores y colores de mi día*, Mr. Iwi, Auzou (2022).

- *Animals, animales (Bright Baby / Bebe listo)* (bilingüe), Roger Priddy, Priddy Books (2007).

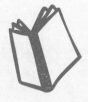

A PARTIR DE LOS 2 AÑOS

- Sobre el pañal:
  - *¿Puedo mirar tu pañal?*, Guido van Genechten, SM (2009).
  - *Cada animal con su orinal*, Vanesa Pérez-Sauquillo, Beascoa (2018).

- Sobre las rabietas:
  - *Tengo un volcán*, Míriam Tirado, Carambuco (2020).
  - *Cuando estoy enfadado*, Tracey Moroney, SM (2020)

- Sobre el destete:
  - *La fiesteta*, Míriam Tirado, Carambuco (2017).
  - (Destete nocturno:) *Duérmete tetita,* Ana Acosta Rodríguez (2021)
  - (Destete nocturno:) *La teta cansada*, Montse Reverte (Ebook)

- Sobre los hermanos:
  - *Dentro de nuestra mamá*, Jo Witek, Bruño (2014).
  - *Lulú tiene un hermanito*, Camilla Reid, SM (2016).

- Sobre la escuela (también te puede servir hacer fotos de tu hijo en la escuela y pegarlas en un álbum):
  - *A Lulú le gusta el colegio*, Camilla Reid, SM (2016).
  - *Soy demasiado pequeña para ir al colegio*, Lauren Child, Serres (2005).
  - *Mamá va al cole*, Éric Veillé, Blackie Books (2018).
  - *La escuela desplegable*, Lucie Brunellière, Patio (2018).
  - *Los dudús van al colegio*, Patricia Geis, Combel (2019).
  - *Mamá ya viene...*, Zaza Pinson, Takatuka (2015).
  - *¡Hasta la tarde!*, Jeanne Ashbe, Corimbo (2001).

- *Lenguaje, animales, divertido:*
  - *El topo que quería saber quién se había hecho aquello en su cabeza*, Werner Holzwarth, Beascoa (2021).

- *Lenguaje y números:*
  - *¿Quién se comió mi fruta?*, Canizales, Nubeocho (2020).

CUENTOS POR EDADES III

A PARTIR DE LOS 3 AÑOS

- Sobre los hermanos:
  - *Tú y yo. El cuento más bonito del mundo*, Elisenda Roca, Combel (2015).
  - *El niño nuevo*, Lauren Child, Juventud (2015).
  - *Espero un hermanito*, Marianne Vilcoq, Corimbo (2000).
- Sobre la escuela (también te puede servir hacer fotos de tu hijo en la escuela y pegarlas en un álbum):
  - *El monstruo de colores va al cole*, Anna Llenas, Flamboyant (2018).
  - *Yo iré a la escuela por ti*, Santi Balmes y Lyona, Principal de los Libros (2018).
  - Si no quiere ir al cole:
    - › *Nacho va al colegio*, Liesbet Slegers, Edelvives (2002).
- Sobre los vínculos/emociones:
  - *Un beso en mi mano* (bilingüe), Audrey Penn, Tranglewood Press (2006).
  - *Siempre pienso en ti*, Dyer y Appelt, Juventud (2002).
  - *Los tentáculos de Blef*, Eva Clemente Laboeo, Emonautas (2019).
  - *La ovejita que vino a cenar*, Steve Smallman, Beascoa (2021).
  - *El monstruo de colores*, Anna Llenas, Flamboyant (2012).
  - *Principeso cara de beso*, Pilar Romero Mateos, Infancia Empoderada (2021).
  - *A veces mamá tiene truenos en la cabeza*, Bea Taboada, Algar (2020).

- Sobre la muerte:
  - *¿Cómo es posible? ¡La historia de Elvis!*, Peter Schössow, Lóguez (2017).

- Sobre la amistad y la aceptación:
  - *Por cuatro esquinitas de nada*, Jerome Ruillier, Juventud (2014).
  - *Orejas de mariposa*, Luisa Aguilar, Kalandraka (2020).

- Sobre los estereotipos de género:
  - *Daniela pirata*, Susanna Isern Gómez, Nubeocho (2021).
  - *¡Vivan las uñas de colores!*, Alicia Costa y Luis Amavisca, Nubeocho (2018)

- Salud y miedo al médico:
  - *Noa y los mocos*, Mar López Sureda, Beascoa (2021). ¡¡¡ESTE ES MI CUENTO!!!

- Sobre colores y diversión (interactivo):
  - *Un libro*, Hervé Tullet, Kókinos (2011).

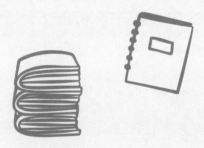

- Estas listas de juguetes por edades están pensadas para estimular las distintas áreas de su desarrollo.
- Los pequeños son los que eligen, los que demuestran interés por una u otra cosa (y ese interés va cambiando).
- Son listas de ideas, no es necesario tenerlo todo.
- Propongo una edad, pero dependiendo del interés y el desarrollo de tu peque podrás jugar antes o después con estos juguetes.

0-3 MESES

- A esta edad, sobre todo, necesitan a mamá y papá: nuestros abrazos, canciones, caricias, cosquillas, voz...
- Pero te puede ayudar:
  - Mochila o fular de porteo: tanto para llevarle por aquí y por allá sin perder el contacto físico como para pasar esas noches de llanto.
  - Taller de masaje infantil.
  - Taller para bailar mamá (o papá) y el bebé.
  - Ideas para jugar con tu bebé pequeño:
    - Cantarle.
    - Contarle cuentos.
    - Contarle lo que vas viendo, lo que hacéis.
    - Cuando le vistes, puedes decirle qué partes de su cuerpo tocas: «Ahora pasamos la manga por el brazo, ahora la camiseta por la cabeza, ahora peinamos este pelito...».

3-6 MESES

- Balón sensorial o sonajero.
- Pelota Montessori.
- Pelota Oball o bola Pikler (ambas se pueden agarrar fácilmente).
- Pelotas de texturas.
- Libros y juguetes para el baño.
- Libro de tela, sobre todo los que son en negro, blanco o rojo y los que hacen ruido.
- Manta/alfombra de juego: con espejitos, texturas, ruiditos...

- Alfombra aislante para niños: así el bebé puede estar en el suelo sin coger frío y practicar el volteo, arrastre, gateo, mantenerse sentado...; lo ideal es que no sea demasiado blanda, pero que no se haga daño cuando se vaya golpeando en los intentos por girar, moverse...

6-9 MESES

- Mordedor: es útil escoger uno que pueda meterse en la nevera.
- Muñecos o telas que hagan ruido de papel arrugado.
- Botella sensorial.
- Cuentos con texturas.
- Instrumentos (p. ej., un tambor).
- Cubo blandito de actividades (suele tener ruidos, texturas, peluches cosidos).
- Rodari: rueda y va haciendo un ruido; normalmente cuando se les cae lo intentan agarrar y se estimula el movimiento, el desarrollo del gateo.
- Palo de lluvia.
- Pirámide apilable.

9-12 MESES

- Juguetes para el baño.
- Cuentos de texturas (p. ej., «toca-toca» y similar).
- Cubiletes o bloques apilables.
- Instrumentos musicales: maracas, tambor, triángulo, xilófono...
- Cuentos con música.
- Cuentos con texturas o solapas.
- Pirámides apilables.
- Pelotas.
- Caja de permanencia.
- Caja de formas, encajables.
- Piscina de bolas.

JUGUETES POR EDADES II

12-18 MESES

- Piano.
- Cuentos con solapas.
- Puzles para apilar.
- Juegos de encajes.
- Pelotas.
- Palos de arrastre.
- Caja de permanencia.
- Tablero Montessori.
- Mesa de actividades.
- Animales de juguete, figuritas de animales.
- Cuentos: de 50 palabras, de 100 palabras, etc.
- Juguetes para la arena (cubo, pala, animales...).

18-24 MESES

- Animales.
- Alfombras de agua.
- Bicicleta sin pedales.
- Plastilina (no tóxica).
- Torre de aprendizaje.
- Carrito para el bebé/muñeco.
- Arcoíris Waldorf.
- Triángulo de Pickler.
- Bebés/muñecos.
- Legos.
- Tubo de gateo.
- Mesa de luz.
- Mercado (fruta, verdura, etc.).
- Tobogán, columpio, etc.

24-36 MESES

- Cocinita.
- Arcoíris Waldorf.
- Caja de herramientas.
- Pinturas para el baño.
- Mi primer juego de mesa (p. ej., «Roll and play»).
- Puzles.
- Cuentos para dejar el pañal.
- Maletín de doctor/a.
- Triciclo o bicicleta sin pedales.
- Tabla curva.
- Coches, camiones, ambulancias...
- Rocódromo para niños pequeños.

3-4 AÑOS

- Disfraces.
- Juegos de memoria («Memory»).
- Patinete.
- Pizarra y tizas o pizarra magnética.
- Scalextric de madera.
- Plastilina.
- Árbol musical.
- Puzle con números.
- Ábaco para niños pequeños.

4-5 AÑOS

- Bicicleta de pedales.
- Libros de pegatinas.
- Construcciones.
- Juegos de mesa: «¿Qué soy?».
- Reloj de pulsera.
- Puzles con letras, abecedario, etc.

Índice alfabético

LAS RESPUESTAS DE MI PEDIATRA

reflejos del bebé, 55
reflujo
  consulta sobre, 140
  disminución del, 28
regresiones del sueño, 88
regurgitación, 27
  consulta sobre, 140
  leche AR o antirregurgita-
    ción, 40
respiración periódica, 21, 72
respirar, dificultad para, 72
rinitis del lactante, 18, 72
ronquidos, 18, 72, 99
ropa, lavado de la, 25
Rotarix, vacuna, 106, 112
Rotateq, vacuna, 106, 112, 116
rotavirus, 106-107, 188
rutinas, 85
  antes del sueño, 47
  de 12 a 24 meses, 228
  de 24 a 36 meses, 254-255
  establecimiento de, 45

S
sacaleches, 33
saliva, funciones de la, 110
sarampión, 198
sedentarismo, y el uso de
  pantallas, 295
sedestación, no realiza la, 151
serotonina, niveles de, 43
siestas, 85, 89, 172, 226
  a los 3 años, 254
  en la escuela infantil, 269
silla homologada en el coche,
  280
simeticona, 45
síndrome inflamatorio multisistémico pediátrico, 296-297
sinequia vulvar, 190-191
SMSL (síndrome de muerte súbita del lactante), véase
  muerte súbita
sol, protección del, 286
  cremas para, 286-287
  gafas de sol, 287
  recomendaciones para to-
    das las edades, 286
somnolencia, 73
sonambulismo, 257
soplo cardiaco, 58
sordera (o hipoacusia), 53
succión, signos de mala y
  buena, 33
sueño
  activo, 84

del recién nacido, 46
disminución por el uso de
  pantallas, 295
horas al día de, 172, 226,
  254
horas de la mamá durante
  la lactancia materna,
  30-31
horas de 3 meses a 6 me-
  ses, 85
media de despertares, 87
mitos sobre el, 89-91, 173
paso de cuna a cama, 228-
  229
pesadillas, 256
regresiones del, 84, 88, 173,
  191, 227
se despierta con frecuen-
  cia, 191
sonambulismo, 257
terrores nocturnos, 256-257
trastornos del, y uso del
  chupete, 93
ventanas de, 86-87, 172,
  226, 254
véase también colecho;
  siestas
suplementar la leche materna,
  33
suturas, entre los huesos de la
  cabeza, 18
Syndet, jabones, 23, 129

T
tabaco, humo del, 43
infecciones respiratorias de
  los hijos, 207
y la muerte súbita, 50, 57
tacatá o tacataca, accidentes con el, 277
tacto, en el bebé, 78
  de 6 a 12 meses, 146
TDAH, probabilidad de, 29
  riesgo de aumento por el
    uso de pantallas, 295
TEA, trastorno de espectro
  autista, 230, 231
  factores de riesgo de pre-
    sentar, 232
  señales de alarma del, 231-
    232
temperamento, 43
temperatura, regulación de la,
  25
termómetros, 23, 66, 136, 272
terrores nocturnos, 256-257

testículos, véase criptorquidia
tortícolis, 63
tos, 134, 206
  cosas desaconsejadas para
    la, 208
  cuándo consultar, 209
  efectividad demostrada
    para la, 207
  efectividad no demostrada
    para la, 207
  tipos de, 206
tráfico, accidentes de, 280
triple vírica, vacuna, 175

U
uñas, cortar las, 26
urticaria, 109, 195

V
vacunas, 101
  a los dos meses, 104-108
  alergia al huevo en las, 109,
    175
  contra la varicela, 230
  de la COVID-19 para meno-
    res de 5 años, 299
  de la gripe, 108
  efectos secundarios, 106
  paracetamol después de,
    103, 105, 106
vagina, secreción por la, 21,
  61
varicela, 197
  vacuna contra la, 230
varo, véase metatarso aducto
vérnix caseosa, 20, 21
vínculo madre-hijo, mejora
  del, 30
vista del bebé, 19, 55, 76
  ambliopía («ojo vago» o
    «perezoso»), 259
  de 6 a 12 meses, 144
  de 12 a 24 meses, 212
  de 24 a 36 meses, 242
  estrabismo, 259
  exploración visual entre los
    3 y los 4 años, 259
  hipermetropía, 259
  miopía, 259
  señales para consultar, 259
vitamina D, 56, 99, 179, 181. 217
vómitos frecuentes, 73, 186, 188

Z
zambo, véase pie equinovaro
zapatos, 25